U0121289

手指體操
提升腦機能

蕭京凌 主編

品冠文化出版社

國家圖書館出版品預行編目資料

手指體操提升腦機能 / 蕭京凌 主編.
——初版，——臺北市，品冠文化出版社，2022 [民 111.02]
面；21公分—（壽世養生；38 ）
ISBN 978-986-06717-9-7 （平裝）
1.運動健康 2.手指
411.7 110020750

手指體操提升腦機能

編　　者／蕭京凌

責任編輯／賴郁珊

發 行 人／蔡孟甫

出 版 者／品冠文化出版社

社　　址／臺北市北投區（石牌）致遠一路 2 段 12 巷 1 號

電　　話／（02）28233123，28236031，28236033

傳　　真／（02）28272069

郵政劃撥／19346241

網　　址／www.dah-jaan.com.tw

E - m a i l／service@dah-jaan.com.tw

登 記 證／北市建一字第227242號

承 印 者／傳興印刷有限公司

裝　　訂／佳昇興業有限公司

排 版 者／Eric視覺藝術

初版1刷／2022 年（民 111） 2 月　　　　　定價／220元

序

　　一九八一年獲得諾貝爾醫學、生理學獎的羅傑‧斯佩里博士（Dr. Roger Wolcott Sperry），實驗分析出人類的腦分成左右兩部份，而且所負責的機能不一樣。左腦主理，重視理論、分析思考的能力，右腦主情，掌管情感、想像力的展現，然後二者相互平衡聯繫，即產生了人類各種的能力。任何一部份若有欠缺，機能就無法充分的顯現。

　　現在的社會進步迅速，日新月異，電腦的身價更是水漲船高，但它所能掌管的部份，也僅限於左腦的機能。然因電腦取代了大部份理論、分析方面的工作，使得習慣於左腦運用的人類，面臨失業的危機，或淪為被電腦所控制的角色，所以我們得儘快尋出一條求生之道，免於被這社會淘汰。

　　在日常生活、工作中，就必需磨練培養自己的觀察力、想像力，提升內心的創造力。本書上篇介紹一種不同於過去的「指尖頭腦體

操」，這些都是曾經有很多人驗證後的結果，做法非常簡單，即是把手指充分的活動，使整個腦筋能夠靈活的運用。

東方人頭腦通常很靈敏，因為每天吃飯皆使用筷子，就是手指運動訓練的最好方法。還有，過去孩子經常玩的遊戲，像丟沙包、樂樂球，都必需運用到手，但這些遊戲玩的人已日漸減少。還有算盤的使用，不僅是手指運動的機會，更有提高頭腦靈活運用、增進創造力、直覺力的功能，可惜的是，電子計算機已經取代了算盤。

所謂的「頭腦靈敏」，實際是指什麼呢？簡單地說，那是指一個人在處理新發生的問題時，能夠拋棄主觀、習慣，而試著從各種角度來探索解決之道。

這種具有柔軟性的思考理念，擁有豐富幻想力，點子一大堆，而且思考靈敏，對於問題或事情的變化都很敏感的人，就是所謂「頭腦靈敏」的人。

如果能夠擁有一個「靈敏的頭腦」，那麼再困難的問題、工作或考試，都可迎刃而解

了。

　　然而，我們如何才能擁有這樣的「頭腦」呢？——這正是本書下篇所探索的方法。

　　腦科學家認為，手指在大腦皮層的感覺和運動機能中，占的比重最大，經常活動手指來刺激大腦，可以延緩腦細胞衰老，改善記憶力、思維能力，預防老年失智。

　　手指與頭腦之間的關係密切，這已經過科學上的驗證，甚至有人說手是外部的頭腦，所以頭腦要敏捷，就必需時常活動手指。

　　本書是經過長期研究，把實踐過的「手指體操」系統化，它的特徵是為了鍛鍊手指，使頭腦更為靈敏。希望讀者能夠很輕鬆愉快的來學習「手指體操」，並且臻於至善的效果。

目錄

上｜編

指尖頭腦體操

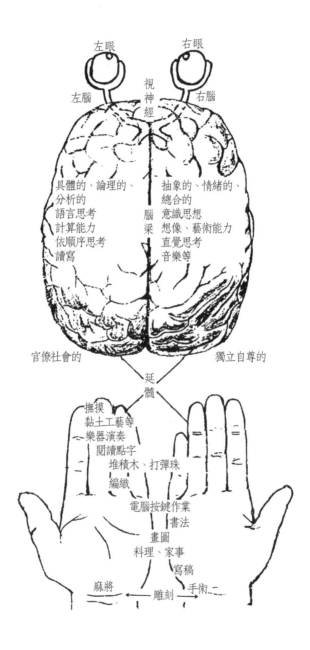

手、手指間的頭腦是平等的

1. 手掌宛如大腦

手可以說是人類最不可思議的「工具」，但大家可曾對自己平常無意中運用在各種用途的手，做仔細的思考與查看呢？

所謂查看，不僅是對手相、顏色、軟硬、肌肉發達程度的觀察，對於皺紋紋路、骨骼構造，乃至手的每一種動作，皆可看出端倪，這些可稱為手的表情。而從手的表情能窺視一個人的性格、生活，故手真是令人不可思議的「生物」。

我想名偵探福爾摩斯，也可以從手尋出種種的訊息。經過訓練的手指可以彈出美妙感人的鋼琴曲，手指頭精確的在打字機、鍵盤上快速移動，也是另一種美的展現，另外工匠用手做出各種工藝品，勞工粗壯骨感的手，母親輕撫孩子溫暖的手，舞蹈家、歌星把

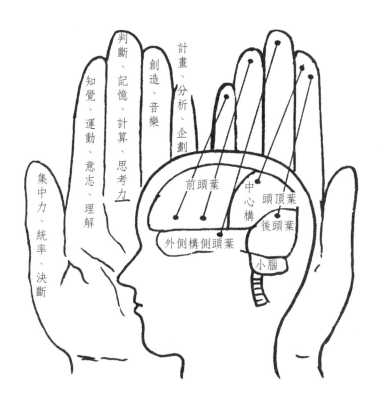

知覺、運動、意志、理解

判斷、記憶、計算、思考力

創造、音樂

計畫、分析、企劃

集中力、統率、決斷

前頭葉

中心構

頭頂葉

後頭葉

外側構側頭葉

小腦

左大腦半球和手指間

心中的思想創意用手來表現，豐富各種動作的變化，在在使人感動。

　　手上各種纖細的表情，可以使人聯想到他的所作所為，因人運用的差異，而造成種種表情的變化，其能力的發揮，可經由訓練擴展到無窮大。

　　高明的銀行員，能憑敏銳的感覺，在大把的鈔票中，分辨出真鈔、偽鈔，能幹有名的廚師能用手指品味出食物的味道、捕捉湯的濃度、魚肉的新鮮度、變化成味覺轉達給腦部。

　　俄羅斯有一名女子專門研究盲人對色彩的感覺，據說有人甚至能用指尖去觸摸色彩的表面，即能感受出色彩來。喜歡打麻將的人，能夠很快地憑直覺發牌，這應該也算是指尖的感覺能力之一。

　　世界上有一些人，他們的雙手雖然不自由，但卻能應用身體上的其他器官，完成許多偉大事業，所以「手」的作用和我們個人的種種能力有關，我們的「腦」負責職掌「手」的作用，所以「手」和「腦」之間的作用，是有密切關聯的。

　　本書上篇主要是站在近代大腦身體學的立場，根據多年的經驗和成果，以「指尖頭腦體操」為主題，作具體的探討。

2. 手創造了人類的歷史

　　雖然手是我們自己身體上的一部分，但是我們仍會經常不厭其煩地靜靜注視著自己的手，心裡想著「它為什麼會作種種動作呢？」是的，手的構造不僅僅是嬰兒無法了解，連我們成人也無法完全明瞭，手究竟隱藏著多少未知的事象，這是我們無法解釋的。

　　本書開始時，曾以「工具」一詞來表示手，亦曾使用了「生物」這名詞，這是為了使大家能客觀地瞭解手和指頭並不單純是身體的一部分，而且是身體上非常重要的器官。

　　曾有一句話是這樣說的「人靠手的作用而使人成為人」。這句話說得詳細一點，就是人之所以能夠過人的生活，完全因為人能用手區別所有的東西，並創造各種生活的工具。手是人類的觸覺器官、表達器官，也是技術器官。手可以說是一個和人類存在有密切關聯的器官。相信每個人都有經驗，一旦我們平常不太在意的手指受到輕微的傷害，就會造成我們日常生活上極大的不便。

　　提到有關手的事情，首先須回到人類的誕生這個問題上。我們知道在遠古時代，人類因被迫站著走路，於是雙腳有了活用的機會，也因此在生活上派上

了用場。

　　歷史的發展和人類所使用的工具特徵有很大的關聯，就此觀點來說，手是人類最先獲得的偉大「工具」，而手創造了種種其他工具，使頭腦高度發達的結果，造就了人類的文明。

　　人類的歷史證明，人用手提高了「腦力」，使睿智結晶，同時，由於開始使用語言，更增加了手的表達能力。人類利用手勢來傳達內心的感情，也使手的活動更進一步地發達起來。

　　德國哲學家康德（德語：Immanuel Kant）說過一句名言「手是身體外部的頭腦」，這句話說得非常貼切，常被引用於大腦生理學的書籍上，讀者可從W・賓富爾特的圖（圖1）中看出，大腦皮質上所分佈的「感覺」或「運動」機能，佔有相當大的比例。

　　人類身體上連結手、腦和手指的神經纖維數目，有一百萬條以上，這些密密麻麻的神經，連結人類的手和大腦。一隻老鼠約有三萬條神經纖維，人類較其多了三十二倍。和其他哺乳動物比起來，人類的神經纖維數目也是最多的，這就是人類所以能夠成為萬物之靈的緣故。

　　近代由於科技昌明所發明出來的電腦和機器人，可算是傑出的頭腦，但即使是目前應用功能最強的電

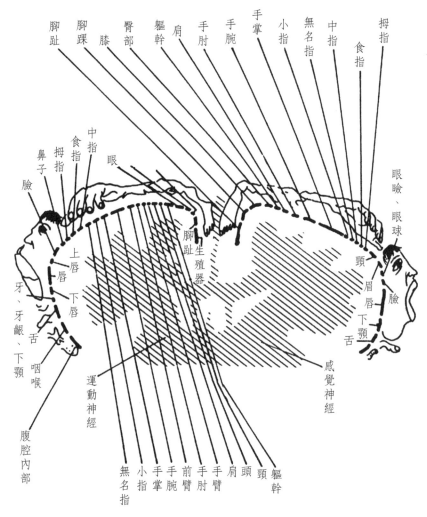

圖1

腦，對於指尖所表現出來富於變化的美妙動作，電腦也很難加以模仿，所以有時電腦亦被戲稱為「大傻瓜」。

電腦雖然能將龐大的資料輕易地自其記憶體中輸出或輸入，但卻無法從事人腦所具有的「無意識」的動作，而這種動作正是人類最深奧之處，也是今後會繼續開發下去的創造泉源。

譬如，巧妙地將小魚刺自小魚體中挑出，這種靈巧的動作，可能只有人類才能辦到，若能發明機器人來代替做這種事，那必定相當有趣，但這種可能性似乎並不高。

3. 腦力愈用愈發達

雖然我們擁有手指和腦力這樣得天獨厚的「工具」，但是使用過度的結果，使現代社會的合理化產生了意料不到的不平衡。譬如拉鍊的普及，使現代小孩無法靈活地扣上鈕扣，更由於刀叉的濫用，中小學生已經無法巧妙地運用筷子。削鉛筆這種小事也一樣，由於削筆機器的發明，小學生亦無法隨心所欲地使用小刀，甚至有些人，直到長大成人，尚不會替包袱打結。

　　許多人經過一生的努力，渡過漫長的上班生涯，順利退休後準備好好地享受一番，但事實上享受的日子卻不多，因為他已迅速地老化，成為一個精神恍惚的人。

　　前些時候所流行的「身心症」一詞，可說是在緊張的社會下所產生的症狀之一。這些情形都在在地證明，如果不能充分而有效地運用我們的頭腦，就會有許多負面的現象出現。腦雖然愈用愈發達，但如果是單純地僅作腦部思考，那是沒有什麼用的，過度地緊張，也會對腦部造成不良的影響。

　　我們若想健全地運用頭腦，就有必要進一步地將腦部所需要的活力泉源，亦即血液，不斷地循環送進腦裡。可是目前的社會環境中，卻充滿了空氣污染、藥物公害，加上緊張繁忙的生活，造成我們腦部血液循環的不順暢。

　　每天被迫過著緊張生活的上班族，例如容易神經衰弱的新進員工；夾在上司和部屬之間困惑的科長級職員；必須承擔部屬責任的管理人員；面對考試壓力的學生；為育嬰和家事忙得昏頭轉向的家庭主婦，這些人由於過度地緊張和不安，使腦力和健康受到威脅。據說近來連低年級的小孩也會罹患像胃潰瘍這種因緊張而引起的疾病。

在這種不安原因不斷發生，造成運動缺乏的環境下，人類也就一直無法脫離緊張，無法鬆弛僵硬的肌肉、也無法平衡矛盾的心理。

更可怕的是，這些人在大多數的情況下，都無法察覺自己的緊張感和心理的不平衡，當然也就更沒有可能去找出使自己鬆弛的方法來。

神經和情緒發生緊張，造成腦的作用紊亂時，中樞神經就無法對心臟血管充分地控制，同時會對其他器官造成不良的影響。

腦對於氧氣不足非常敏感，因為腦比其他器官更需要氧氣，其中大腦皮質更是特別敏感，腦組織所需要的氧氣量，比肌肉所需要的約多二十五倍，比心臟所需要的約多七倍。

以年輕人來說，100公克的腦中所流動的血液量，約為55cc，腦的重量約為1400公克，所以一分鐘就有800cc以上的血液流過。

腦的活性化所需要的營養素、氧氣和葡萄糖，就靠血液流動送入腦中，如果血液的流動發生障礙時，靜脈裡面就會積存髒的血液，而且毛細管中的血液也會紊亂起來，以致無法順利地將血液提供給腦，如此腦的作用自然逐漸減低下來。

蘇維埃神經學研究所的沙拉斯基娜女士，在她的

論文中曾經透露，椎骨動脈的血液循環不順暢時，頭腦的效用就會減低。事實上，靜脈中的血液循環不活潑時，提供給腦的血液便不充分，如此腦力一樣也會減低。

相反地，血液中的氧過盛時，也會對頭腦的活動造成不良的影響，這就如同我們所說的過與不及皆不好一樣，最重要的是保持適度。

人體之所以會生病是由於不平衡所引起。自然界中，有所謂的「自然治癒力」能將失去的平衡恢復原狀，這和東方醫學中所謂的「自然良能力」的作用是一樣的。當人類感到疲倦虛弱時，可用自己的力量加以調適，使自己恢復健康，雖然靠注射藥物來治療，也可以暫時恢復健康，甚至迅速恢復健康，但卻會逐漸地失去「自然良能力」，變成衰弱多病的體質。這件事情充分地說明了，任何能力若不常使用，就會退化。

經常出入於冷暖器設備完善的辦公室，由於溫度的驟變，造成身體內部調節體溫的機能降低，對細菌的抵抗力也會降低。

「指尖頭腦體操」是利用對指尖的刺激所發展出來的體操，這種應用方法是每一個人都能作到的訓練方法，在海外亦相當盛行。只要依此作正確且合於標

準的訓練，就可提高身體的抵抗力，承受外界的刺激。

　　腦筋不靈活，是血液循環不順暢、肌肉缺乏運動所造成的，當我們刺激肌肉時，並等於刺激了腦，促進腦的活性化。所以有人將頭腦不好歸咎於血液循環不好，是很正確的觀念。

　　所謂指尖的運動，並非如按開關或扣上鈕扣般單純的運動，因為此類單純的動作是不會刺激腦部的，唯有把佈滿末梢神經的指尖和腦一樣地，一邊思考一邊運動，才能把含有豐富營養的血液送進腦裡，然後提高腦的能力。

　　我從自己的經驗中得到一件事實：

　　「鍛鍊頭腦，可以使身體健壯」，相反地，血液循環、肌肉、神經等的衰弱，會減低頭腦的作用，也會減低思考的能力。

　　每一個人過了25歲以後，身體就會開始老化，不過，相信每個人都希望擁有年輕時的頭腦和愉快的人生。腦是愈磨鍊愈發達，有些人雖然年紀輕輕地，但卻有了「未老先衰」的症狀，有些老年人，雖然已過古稀之年，但卻生龍活虎似地，其間的差異就在於是否充分有效的運用腦部。

4.腦和手指的關係

人類腦細胞的數目約有140億至150億，把這些細胞互相連結、傳達訊息的部位叫做「神經鍵」。據說神經鍵的數目約有10兆，用腦愈多神經鍵也就愈發達，細胞間的連絡會更緊湊，腦也就變得更靈活。

據說人類過了20歲以後，腦細胞就會以10至20萬的比例死去，但因為腦細胞的數目過於龐大，且會形成密密麻麻的聯絡網，所以腦力的提升是沒有限度的。

手對於增加腦的血液量是很有幫助的，不妨利用手的運動來提升腦力。實際施行時，可分為下列三種：

(1)因為手與手指的神經，和大腦之間有密切的關係，所以動手和手指，除了可刺激腦部外，同時可把新鮮血液提供給腦部，使其他各種生理上的機能活性化，達到維護健康的目的。

(2)當腦變靈敏時，我們的身體各部位的運作狀況也隨著靈巧。人類追求進步的慾望是無窮盡的，只要做好某一件事就會希望再做另一件更好的事，於是「挑戰」二字就在腦海裡湧現，使我們更具勇氣的接受外界的各種考驗。

(3)中醫具有三千年的悠久歷史，它可說是智慧的結晶。若從中醫的觀點來看手部的重要性，我們可把手稱為是外部的頭腦。因為手和手指匯集了所有器官的脈穴，同時和內臟有密切的關係。所以，多加運動手和手指可促進我們的健康。

這些不經意的小動作，可來「解讀真意」！在日常生活中，我們偶然在不經意中用手做小動作，只是我們未曾察覺，所以也忽略了手的妙用。

如遭遇到難題時，最常見的小動作是用手指輕輕敲著頭或用手托著下顎沉思。當牙疼、頭痛或腹痛時，我們也會自然地把手按住疼痛的部位。又如當某種靈感掠過腦際時，我們往往會驚喜地彈著指頭；又如當興致勃勃地想做某件事時，甩手腕或彈指頭的小動作，又會不知不覺地表現出來。

其實，這些無意識的動作，都可視為是手在對腦輸送著訊息。許多人就是在這些細微的小動作中，想出很多富有創造性的事物。

有人會為了加強記憶而不斷地在紙上重複寫著相同的字眼，也有人為了增強默記的能力而不停地搖動手指，這些常見的現象，都明白的表示記憶力和手指動作是有著莫大的關連。至於有關開發各種潛在能力的具體方法，後文會有詳細的說明。

　　有人能把圓周率(π)=3.14159265……這些數字記憶到二萬位，創造了世界紀錄，這就是有關記憶力方面，利用雙手手指不斷的擺動來增強記憶的緣故。所以，使手指搖動能促進記憶的說法，在學術上更獲得進一步的證明。

　　實際上使用手或手指測量腦部血流量的結果，從資料的顯示可看出，腦部的「感覺範圍」、「運動範圍」的血液流動，足足提高了30％以上，同時也能使腦的其他「補足運動部分」產生了活動力。（圖2）

　　從側面觀察人的大腦時，會發現它是呈「の」狀且表面有許多的皺紋。把大腦的頂端分為前後兩部分對稱的是中心溝，其中前面的部分稱為「運動範圍」，而後面突出的部分則稱為「感覺範圍」，每一部分都和身體上各部分相連接，是職掌動作的控制。

　　譬如以膝蓋彎曲這簡單的動作來分析，此就肌肉來說可稱得上是大規模的運動，但對腦的運動中樞看來，其運動大小程度卻和彎曲一隻手指一樣，沒什麼差別。這件事說明了手指的動作是何等的複雜，同時也證明了手在人體中占有相當重要的地位。

　　有關手的靈巧性和腦的關係，後文會加以說明。我們常聽人批評說「那個人運動神經很發達，所以他的手也必定很靈巧」，這種說法是非常不正確的，因

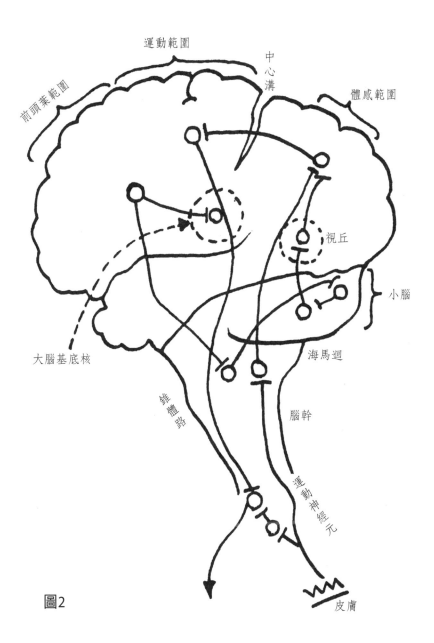

圖2

為職掌運動神經和掌管手指運動的神經雖有很微妙的
關係，但其性質卻迥然不同。

再者，我們也常聽人說：「那個人成天打棒球，
看起來就知道是四肢發達頭腦簡單的傢伙。」這也是
一種錯誤的主觀判斷。就以投下墜球來說，這是需要
有相當的技巧，也就是要把神經全部貫注於指尖才能
投出這種球，而其頭腦的運動範圍已是相當的進步，
否則身體的肌肉根本無法做出那樣敏捷的動作。所
以，無論是打棒球或是其他運動，若是沒有相當好的
頭腦，也是沒辦法有所突破的。

5. 右腦和左腦的機能

人的大腦可分為右腦和左腦，且各具有不同的機
能。右腦掌管身體的左半部，而左腦則職掌身體的右
半部。

我並不是一位研究大腦的專家，但相信將來研究
大腦的生理學家，還會發現許多更新鮮、有趣的事情
供我們參考。現在就目前已知的事項與手的運動關係
作一番探討。

人類的腦細胞有140億，若想要把神經鍵發展至
10兆，則需要花費人類10億年的歲月。當我們知道腦

可分為左右兩半時，距今也不過僅100年的歷史，至於知道左右腦具有不同的機能，則是最近的事情。

我們知道左右腦呈分化現象這件事，完全是憑藉左腦有障礙的人均會得「失語症」的奇異現象所得來的臆想，從左腦有障礙的人身上，可發現腦的左側具有掌管語言的中樞神經。因此，長久以來就以「優位腦」來稱呼掌管語言和傳達的左腦，而以「劣位腦」稱呼右腦。

可是，最近有不少人認為第六感和靈感是由右腦所產生的，甚至有人認為天才是使用右腦的。這些紛紜的說法，使得原本就很複雜的大腦更顯得混亂。

隨後又有人提出天才多半為左撇子的看法，或者是能同時靈活使用雙手的人是具有特別才能的人，這些觀點都是引發人們興趣的話題。

大約在五十年前，美國加州工業大學的史培迪教授，就曾透過切斷連接右腦和左腦的胼胝體的病患協助，做了一項實驗，結果發現腦不能分為「優位腦」、「劣位腦」，而應該從認識方法的差異和任務上的差別來區分它，才是正確且客觀的方法。

在作此項實驗時，一定要把連接左右腦的胼胝體切斷，因為左腦和右腦雖然各具有不同的機能，但由於胼胝體將它們緊緊地連結在一起，所以在一般的狀

況下，是很難發現它們之間的差異。

　　眼和手都是由左右腦所控制，我們可用看單字這項簡單的動作，對眼睛作個試驗。假如僅用右眼看單字，則發現我們可以輕鬆的直接用言語將它唸出來，但當僅用左眼看單字時，則可發現我們無法用言語表達，却能用文字將它記錄下來。

　　至於手的實驗，我們可以蒙上眼睛，然後用左手或右手去觸摸某物，當用右手去觸摸時，可以直接地說出它是什麼東西，但當用左手觸摸時，却無法說出它是什麼東西，如果再拿另一樣完全不同的東西和剛才觸摸過的東西放在一起，再用左手觸摸時，則可輕易的分別出那一個是剛剛所觸摸過的。

　　從以上的實驗可歸納出一個重點，即是左腦為語言能力的中樞，較擅長於邏輯、計算、分析等能力，而右腦則擅長於認識空間、幾何圖形、色彩、音律節奏、想像力等傾向藝術方面的能力。

　　除了史培迪教授所作的實驗外，有些報告顯示左腦因疾病而受損時，病人雖然會患「失語症」，以致不會讀字，但却能夠明瞭字的意義。另外，也有報告證明，有些病人只能認識一件東西之半面。（據說胼胝體的切斷手術，因藥物治療法的進步，已經不再實施了。）

　　有份報告是有關針對黑猩猩所作的實驗，其內容十分具有趣味性。黑猩猩雖然和人類同樣具有學習能力，但其胼胝體却不及人類發達。

　　此實驗方法是首先把黑猩猩的右眼完全蒙住，然後命令黑猩猩只能用右手堆積木而且一定要從大堆到小。等到訓練完成後，接著就把左眼遮住，而後命令黑猩猩只用左手堆積木且要從小堆到大。當左手已能做好此動作時，就把兩眼打開，然後再叫黑猩猩用雙手去堆積木。我們可以發現其左右兩手會不聽使喚，右手總是由大往小堆，而左手老是由小往大堆，兩手糾纏不清。這項實驗對黑猩猩來說是一種活受罪的行為，但對人類却具有深遠的意義。

　　胼胝體的主要功能是聯繫兩側大腦半球。人類因為胼胝體很發達，左右腦相互間的聯絡關係密切，所以，兩手可自然地分開使用，不會像黑猩猩那樣兩手糾纏不清。而這項實驗正說明了右腦若沒有左腦的幫助，無論右腦有多麼卓越的想法，都是無濟於事的。

　　慣用右手和左撇子的差異，常是人們所熱切討論的問題，而至今醫學上仍然未有合理的解釋。其實左撇子僅占少數，從前有不少的小孩子因為被父母強迫糾正使用右手，而導致神經衰弱甚至於變成口吃，最近這種反常的教育已逐漸減少，這是正確的作法。

　　一般人通常都認為不論做任何事，都應該是右手比較習慣，但當握力測驗時却是左手較有力量，也就是事實上我們無法明確地區分究竟那隻手用起來較習慣。

　　就左撇子來說，不管是左腦或右腦掌管語言中樞，都會有左右分化的情形，只是比較不明顯而已。但這並不表示左撇子是不進步或怪異的。

　　以美國為例，自從禁止強制糾正使用左手後，四十年來，左撇子的小學生從3%提升了12%後，就不曾再上升了。這情形顯示出在正常的情況下，本來就有這麼多人是左撇子。

　　從歷史上著名的人物可發現富有靈感或具有創造力的天才，有許多都是左撇子。如：凱撒大帝、米開朗基羅、達文西、愛因斯坦等皆是。但不論如何，平衡的使用左右腦，對於防止老化方面是非常有幫助的。

　　「指尖頭腦體操」的目的是要訓練我們在日常生活中亦能儘量的發揮左手的功能。如：用左手開水龍頭、用左手倒茶、用左手撥電話號碼或用左手開關門窗等，使左手增加運作的機會。

　　手指和大腦是息息相關的，多活動手指可以常保大腦新穎，如寫文章、雕刻、圖面設計以及傳統的手

工藝……等，諸如此類的工作因多活用手指，所以可以防止大腦的老化。

尤其是我們傳統的書法，更是一項增加腦部活力的方法。法國哲學家亞蘭曾在他的著作《書法》一書中提到：「努力的練習寫字，一定會使腦筋更加靈活。」

這本「指尖頭腦體操」的主要動機是，曾看見一位老人手中握著兩個胡桃，想藉握這兩個胡桃來調整血壓，後來這種「胡桃運動」就被發展為「指尖健康法」，再發展為「伸指法」，最後就變成「指尖頭腦體操」。希望大家能以本書為範本，多運用您的雙手，使雙手發揮最高的效能。

6. 鋼琴家的頭腦不易老化

當纖細的手指牽引著我們進入陶醉、美妙的音樂世界裡時，您可曾想過在鍵盤上飛舞的手指對大腦所代表的意義是什麼嗎？而且為什麼許多年紀一大把的名鋼琴家眼神依然炯炯發亮呢？

我曾對近年來十大名鋼琴家的壽命做了調查，他們的年齡平均在85歲左右，而且在有生之年無論情勢如何惡劣，他們依舊堅持著屬於自己的音樂生活。尤

其是阿圖爾‧魯賓斯坦（Arthur Rubinstein）在94歲時，才正式將強有力且優美的琴聲，用錄音設備錄製下來，使後世有福氣欣賞他的琴藝。

目前活躍於音樂界的演奏家，有許多都是年齡很大了，但他們的頭腦依然很清晰，而且不斷地向更高的境界挑戰。

為什麼鋼琴家的頭腦都很清晰而且壽命很長呢？每位鋼琴家無論在練習或演奏時，都有獨特的風格，但若要仔細的找出他們的共同點，即可發現凡是著名的演奏家，都會反覆的彈奏，而且每次練習時一定是集中全部精神，且把自己特有的性格融入其中。這種不斷重複指尖的練習，是保持鋼琴家頭腦清晰和長壽的主要關鍵。

就小孩來說，只要對某事發生了興趣，眼睛就會閃閃發光，而且只要喜歡上它，同時不斷的做，就能產生驚人的成果，這就是所謂的「熟能生巧」的道理。或許剛開始時，會很急切的想要動手去做，等到了某一階段已經知道如何應用雙手時，就不會手忙腳亂，而且精神會更加集中。

據說無法緊握東西的人，精神較消極，而握力大的人比較積極且具有責任感。這就是手刺激腦的結果所呈現出的意識形態。

　　腦會從記憶、聽覺、感情等種種活動中樞發出命令，使手指自由自在的滑動，而反覆的運作運動神經，則可防止身心的老化。所以，我們說鋼琴家不易老化，絕非言過其實。

　　在此，必須一再強調，若想要使腦更靈敏或是欲使某事更進步，只有一個方法可行，就是活動所有的運動機能且增加運動量，如此便能更靈敏、進步了。另外，若想一直保有此進步的狀態，就必需不斷反覆的練習。

　　這件事可以適用於「手指頭腦體操」，若想要順利的反覆練習，就需要遵守下列事項：

　　• 每天一步一步的實踐，不要急切的想一次做完，因為唯有按部就班的做，才能發揮它的效能。

　　• 只要有想做的意念時，就馬上完成它，不要讓熱誠被時間澆熄。

　　• 一切練習最好自年輕時訓練起，使它成為一種習慣，隨時都想到練習。

　　以上僅是基本的注意事項，除此之外，若有其他更好的意見時，也可自行加上去。

　　任何器官只要是正確且合理的利用，都可發現它們的另一種美，如馬拉松選手遍佈青筋的腳、工人骯髒不堪的手⋯⋯等，都可感覺出它獨特的美。

　　雖然鋼琴家是健康且長壽的，但不可能每人都變成鋼琴家。所以，最適合於一般人實行，能隨時隨地做而且效果很大的，就是「手指頭腦體操」。

7.能使雙手靈巧的「簡單體操」

　　當我們感覺到身體不舒服或疲倦時，會有一種潛在的能力把我們的身體恢復到良好的狀況，這種潛在能力在日常生活中時時可見到，中醫將它稱為「自然良能力」。

　　譬如當手因寫字而感到酸疼，我們會很自然地將手甩來甩去，或者是把手腕左右的轉動。又如當肩膀僵硬時，就把頸子轉來轉去，或是將它伸直，也有人在感到疑惑時，指尖就無意識的抖著。這些都是無意識的自然動作，目的是使關節部分更加柔軟，以便消除心中不安或身體不正常的感覺。

　　又譬如當我們在想某件事而想不出所以然時，常常會在桌上或對著天空做出寫字的動作，或是用指尖輕輕地敲著頭。在電視上我們也常看到一些作家，總是有意無意的不停地動左手食指，有一些陶藝名家則老是用左手掌撫摸茶杯的外側。其實，這些不起眼的動作都是代表著自然的智慧。也就是透過指尖的動

作，可以使頭腦變得更加靈敏。

美國曾根據左腦和右手的關係、右腦和左手的關係這個觀點，創造出以左半身為主體的運動，也就是我們所稱的「大腦體操（Brain Gym）」。

我曾一再強調指尖和頭腦的關係，而其具體的訓練法就是所謂的「簡單體操」。這種體操法和老年人的健康管理以及預防老年痴呆的方法一樣有效。而且不僅是老年人，就連對於訓練小孩才藝方面的教育，也可以獲得驚人的效果。

這也就說明了無論習慣使用左手或右手的人，只要多活動平常少用的部分，儘量使左右腦平衡，就可以更加接近所謂的「天才」了。

在日常生活中，我們可以發現有些人所從事的工作並不是很粗重，但他們指尖卻無法靈敏的運用，這種現象並不是因為手指操勞過度，而是代表著他們的頭腦已經開始變得不靈敏了。

簡易體操的操作法如下：

首先，把上臂往下垂或者舉向上空，

用右手拇指仔細地寫出「イ」，

其次用食指寫出「ロ」，

用中指寫出「ハ」，

用無名指寫出「ニ」，

最後用小指寫出「木」字；

隨後換左手，

用拇指寫出「ヘ」，

用食指寫出「ト」，

用中指寫出「廿」，

用無名指寫出「リ」，

最後用小指寫出「ヌ」。

以上的動作雖然非常簡單，但不可隨便的亂寫，要一筆一筆正確的寫出來，同時要對自己充滿信心，至於字體之大小則不拘，但一般說來，用力地寫大一點，會更具有信心且效果也較佳。（特別要注意，寫字時其他的手指必須緊緊握住。）

只要連續三個月，每天早晨、中午、晚上不斷地反覆做此種寫字體操，你將可以擁有以前從未曾有過的充沛活力，同時頭腦也會變得更清晰，所有的緊張、感冒或者肩膀僵硬等各種疾病的前兆，都會因為這種體操的關係，消失的無影無踪。

「指尖頭腦體操」也和簡單體操法一樣具有「輕便、簡易」的特性，無論何時何地，只要一想到便可以就地施行，甚至在家裡看電視或是在上班途中，皆可隨心所欲的實施。

「五分鐘的熱度」雖然是人類的劣根性，但我們

不可以因為擔心無法持久而不去實施，因為若不去做，就算有再好的效果也沒有用。所以，只要每天花上短短的幾分鐘，做做簡單的動作，就可以獲得驚人的效果，這不是很划得來嗎？

為什麼有「五分鐘熱度」這種情形產生呢？其主要原因是來自人類畏縮、為自己找藉口的毛病。有很多人遇到事情時，心中就開始如此盤算──「我一旦要做這件事情，就一定要持續的做下去，如果中途停下來，那我過去所做的就變成毫無意義……所以，乾脆不去做它算了。」這種想法是非常要不得的。

8. 冥想自律訓練與指尖冥想法

「指尖冥想法」是由「指尖頭腦體操」所發展出來的，也有人稱它為瑜伽或是冥想自律訓練，它和大腦一樣都是人們熱烈討論的話題。

雖然大家不斷地高談著如何「改變價值觀念」，以便使「心靈上獲得解放」，但在這日新月異的社會中，人們緊張的程度總是有增無減，甚至不安的使人失去自我。

平心靜氣地稍微想一想，就可發覺當我們感到身體有點不舒服時，就理直氣壯的向學校或公司請假去

看病。但我相信不會有人以「早晨起床，頭腦不太清楚」的理由向學校或公司請病假的。

　　頭腦具有平衡全身的作用。大腦和身體有非常密切的關係，若想要知道二者何者發達較早，就像是問雞和雞蛋那一個先存在一樣，是不會有結果的。瑜伽或冥想自律訓練法，雖然也有心理接觸和生理接觸之不同，但就其最終目標來說，都不外乎是想要達到與自然調和，也就是指人體和頭腦的調和。

　　在日常生活中，只要感覺到有一點不舒服，如果能告訴自己：「今天一大早就沒有做事的意願，必須趕緊做『指尖頭腦體操』以恢復精神。」如此就能促進身心的健康和保持頭腦的清晰。

　　在此，所謂的「冥想自律訓練」也就是放鬆上半身，把全部力量集中至下半身，而後自鼻孔吸滿了氣，然後慢慢的將它吐出來，此時就可感覺到下腹部逐漸的變得有力量。依照此種方法持續練習一星期，則脾氣自然不再焦躁、頭腦也變得更靈敏、清晰，同時創造力、集中力和記憶力，也會大為進步。

9. 具有驚人效果的指尖冥想法

　　人類運動過後的頭腦比運動前的頭腦更加適合思

考。法國的盧梭就是經常獨自一邊散步一邊思考，而且越想越深奧。他曾明白的表示「常作輕微的運動，可以促進人類思考的能力和增進大腦的功用」，但盧梭並不是最先發現此道理的人。早在古希臘時代，就有所謂的「消遙學派」的人提過，而且據說亞里斯多德就是一面散步一面對弟子演說的。又如拿破崙，據說他在研究戰略時，也是邊想邊踱步的；有的演員為了熟記台詞，會不斷的動手、踱方步或是唸唸有詞，這些都是顯而易見的例子。

古時候的人對幫助記憶的環境曾有「鞍上、枕上、架上」之說法。

所謂的「鞍上」說法，就是認為在馬鞍上任其晃來晃去，思索最有效；所謂「枕上」就是把筆墨等書寫工具隨時擺在枕頭邊，如此無論是睡覺或醒來時，只要一有了靈感，就可將它記錄下來；又所謂「架上」的意思是指在廁所中是最適合思考的。

以上三種方法，雖然都沒有激烈的擺動身體，但卻都相當有效。

就以「鞍上」來說，藉著馬的搖動代替我們自身的擺動，如此不但可以促進血液循環，而且也可以放心的專心思考。

「枕上」則是當我們躺在枕頭上時，腦是呈現

「α波」的狀態，也就是腦波會變得平穩，靈感和創意等也較容易出現。

至於「架上」可能是由於藉著在廁所獨處，可以使我們避免外界的干擾，然後慢慢仔細地將久存於腦中的複雜思緒加以整理歸納。

不管「鞍上」、「枕上」或是「架上」，都會因人類體質的不同，實行的成效也就有所不同。但我們可以歸納出一個重點，就是只要適度的實施手或腳的運動，都能使大腦變得更加靈敏。

放眼望去，現代有許多人坐或立的姿勢都很不正確，不是彎腰就是駝背。這種不良的現象從生理學的觀點來看，具有非常重大的意義，就是當24個脊椎骨失去平衡時，一定會壓迫到身體某一部位的自律神經。如此一來，不僅僅對腦會產生不良的影響，就連內臟也會遭受到牽累。

所以，實施「指尖冥想法」時，首先就要注意姿勢是否正確。只要按步驟正確的實施，心靈上一定能得到安定，同時靈感和創造能力也一定會變得更加敏銳。

【坐法】

首先呈正坐姿勢，雙腳向後彎曲，然後坐在兩腳之間，心裡保持平靜，用力伸直腰部，然後縮下顎把

力氣全部集中在頸部。雙膝之間保留大約一個拳頭的空隙，把雙手輕輕放在膝蓋上，用鼻子呼吸，下腹（臍下丹田）儘量用力，使腹部充滿氣息，然後用口慢慢將氣吐出。

此動作的主要功用是要把積存在腹部的氧氣輸往腦部，使頭腦更加清晰。

【手指的運動法】

首先閉上雙眼，雙手併攏，手腕用力彎曲，同時指尖也要用力；此動作的作用就是中醫所說的稍微刺激經脈，可以促進全身的血液循環。

【坐的時間】

佛家云：「坐一寸為一寸佛。」這句話也可以用在健康方面。每天只要早晚各練習五分鐘，就可促進身體健康。（註：所謂的一寸是指燒完一寸長的香所花的時間，大約為3～5分鐘。）

【集中力的訓練】

據說哲學家康德每天都靜靜的注視著窗外的樅樹（一種常青樹，多指冷杉），連續三十分鐘，主要目的就是要訓練集中力。「禪」據說就是梵語中「迪阿納」的音譯，其意義就是「靜慮」，也是「定、靜、安、慮、得」的意思。其目的就是要集中精神將心中的雜念去除。

　　「指尖冥想法」不但操作簡單而且具有和「禪」一樣的功效。每天早晚只要訓練五分鐘，就可享受到富創造性且多采多姿的人生。

　　不要一開始就畏懼做不好而不去做，應該先以練習三天試試看的想法試著去接受它，然後再慢慢延長練習時間。在施行的過程中，你一定可以發現「指尖頭腦體操」的功效，在日常生活中更可以發覺無論是工作能力或是創造力，都變得更加卓越。

　　對人類而言，沒有任何工具可以替代雙手的地位，為了恢復已被人們淡忘的雙手功能，為了不讓手被科技文明的產物──機械所取代，讓我們一起來揮動靈巧且富創意的雙手吧！

指尖頭腦體操的實踐

準備動作　1

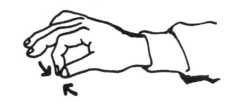

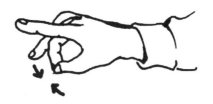

依照拇指和食指、拇指和中指、拇指和無名指以及拇指和小指之順序，用力捏緊。

本動作重複20次。

【要點】

放開手指時，要用力將手指彈起。

準 備 動 作　2

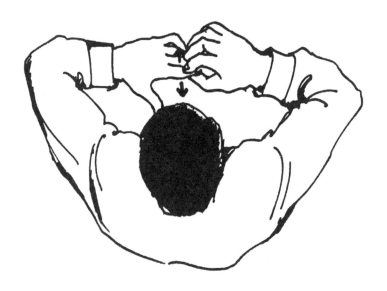

　　用右手的拇指和食指，依次捏左手的拇指、食指、中指、無名指以及小指的手指頭，而且要一邊捏手指一邊上下搖動。

　　本動作，左右手各重複10次。

【要點】

做本動作時，手指要儘量柔軟。

準備動作　3

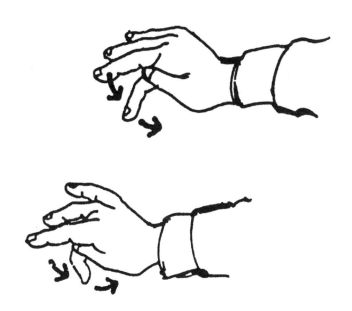

　　拇指前端依次用力壓住食指、中指、無名指、小指的指根連接處。

　　本動作，左右手各重複20次。

【要點】

　　用力壓手指時，口要邊吐氣，而且，第一次做本動作時，要有「喀喀」的聲音。

準備動作　4

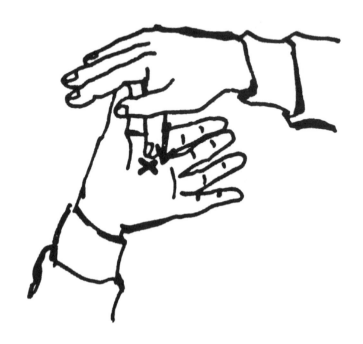

　　將左手放在腹部前，呈水平狀，然後依次用右手
的拇指、食指、無名指、小指的指尖，用力壓住左手
的手掌心。

　　本動作，左右手各重複20次。

【要點】

　　壓的時候，要邊從口中吐氣，而且指尖彈起來
時，要儘量用力。

準 備 動 作　5

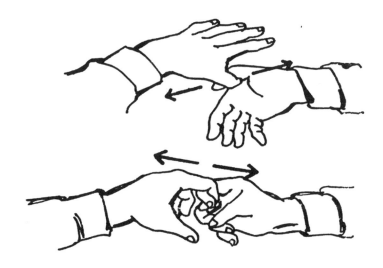

　　依照雙手拇指和拇指、食指和食指、中指和中指、無名指和無名指、小指和小指的順序，相互勾住，而且向左右拉動。

　　本動作重複20次。

【要點】

拉動的時候，要用力且邊吐氣。

準備動作　6

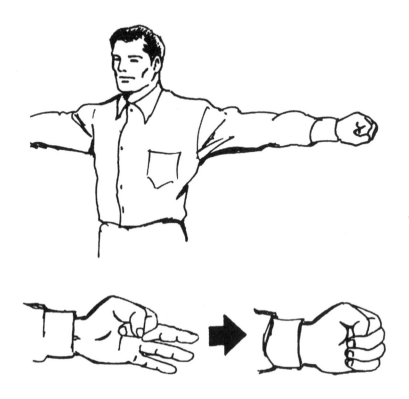

　　雙手食指彎曲，拇指彎曲地重疊在食指上面。

　　然後，再彎曲中指、無名指、小指，使手成握拳狀。雙臂向兩旁抬起（手依舊保持拳狀），手腕向上下搖動，搖動時，從口吐氣，恢復原狀時，則輕輕自鼻子吸氣。

準備動作　7

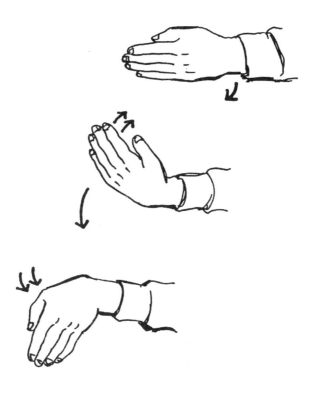

手臂向兩旁抬起，手掌心向前，手腕上下搖動。

本動作重複10次。

準備動作　8

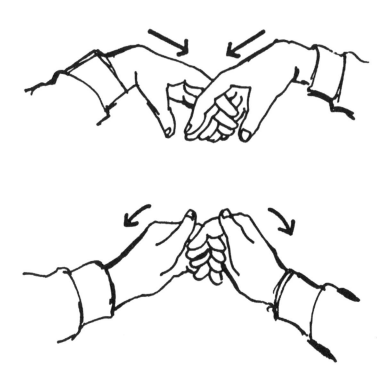

　　兩手手指交叉於胸前，手肘往下彎，指尖往內、外來回的彎曲。彎曲時，雙手手肘要儘量靠緊。

　　本動作重複10次。

準備動作　9

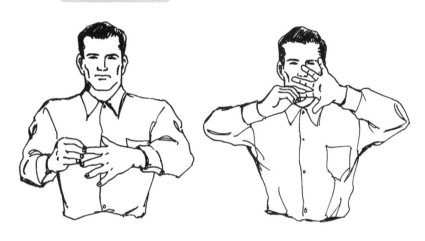

圖9-1　　　　　　　　　　圖9-2

①如圖9-1，右手手指全部併攏，按在左手拇指尖。

②如圖9-2，動作①後，再將雙手反過來，使手掌向外，然後依左手的拇指、食指、中指、無名指、小指的順序，用右手併攏的五指，朝左手各手指的指根連接處，用力往下捏。

本動作，左右手指各重複3次。

【要點】

①做本動作時，要先用鼻子呼吸。

②在捏的時候，手腕也要同時轉動。

準備動作　10

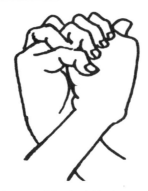

雙手手腕交叉，雙手手指也同時交叉，然後左右
轉動手腕。

本動作重複20次。

準備動作　11

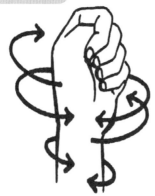

握拳後，左右轉動手腕。

本動作來回重複20次。

準 備 動 作　12

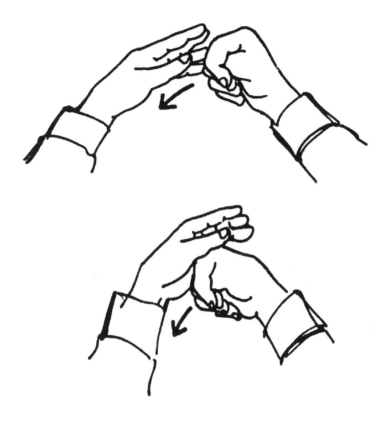

　　一手握拳和另一手的手掌，不斷的從指尖摩擦至
手腕。

指尖基本體操　1

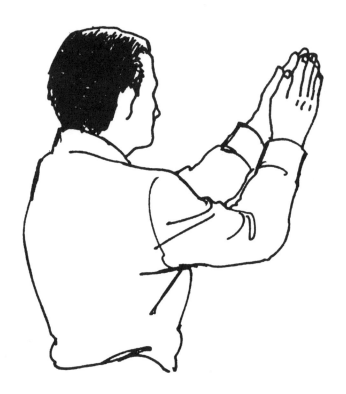

　　①一邊用鼻子呼吸，一邊將雙手併攏，輕輕地抬
高至眼睛的高度。

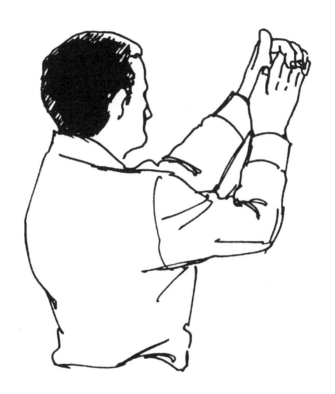

②邊從口中吐氣，邊把右手輕輕往下拉，同時，
用左手手指，把右手指尖全部的紮住。

　　特別要注意的是，右手手指要全伸直。

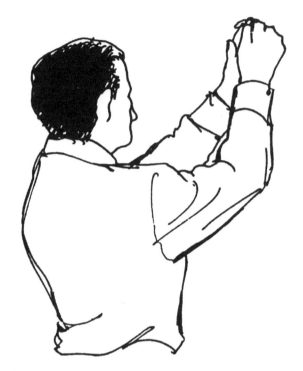

③邊從鼻子呼吸，邊把左手指尖伸直，同時，將右手往上抬，恢復①的動作後，再慢慢吐氣，邊把右手往上抬，用右手手指全部蓋住左手伸直的手指。

【要點】

①重複本動作左右來回15次。

②呼吸時要快。

③指尖彎曲。

指尖基本體操　2

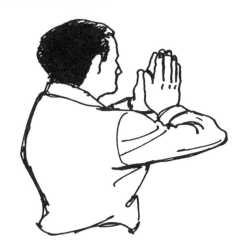

①雙手合掌，抬高至胸前，調整呼吸。

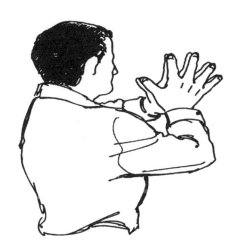

②雙手保持合掌，然後用力將五指分別的張開。

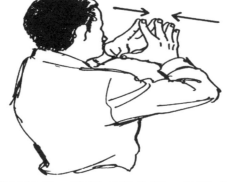

③用鼻子呼吸，將雙手掌分開，但兩手手指依舊
保持緊貼，然後把雙手指尖往中間壓。

吐氣時，手放鬆力氣，吸氣後再繼續用力壓，如
此連續10次。特別要注意，吐氣時要有聲音。

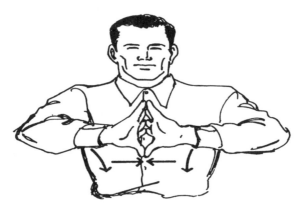

④保持③的手掌分開動作，然後手腕往前轉動，
而且呼吸要有節奏感。

【要點】

指尖要儘量左右彎曲。

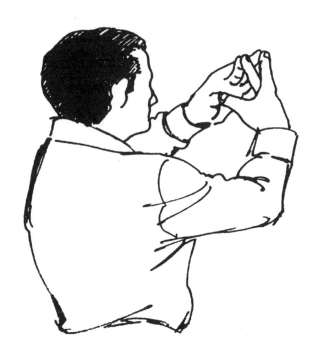

　　⑤本動作練習到手指已經變得靈活時，雙手手指仍然保持緊貼。

　　然後把中指從兩手食指間穿出來，如能做好此動作，就可接著向無名指、小指挑戰，若能穿過所有的門（手指），代表手指已經非常靈敏了。

【秘訣】

　　手指要儘量彎曲，同時穿過時，手指要儘量的保持水平。

指尖基本體操　3

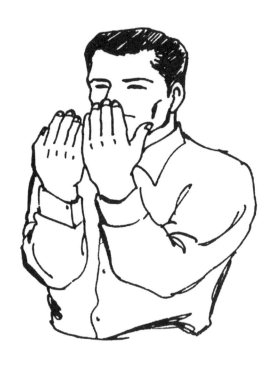

　　①如圖，手掌朝內，將雙手放在胸前，調整呼
吸。

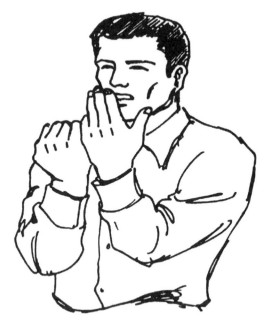

②先吐氣，然後邊自鼻子吸氣邊依照右手拇指、食指、中指、無名指、小指的順序，一隻隻的彎曲；再依照左手小指、無名指、中指、食指、拇指的順序，逐次彎曲。吐氣時，從左手拇指開始慢慢一一地將手指伸直。

本動作重複10次。

【要點】

開始時，要將手指一隻隻正確的彎曲和伸直。習慣以後，再像波浪一樣美妙的彎曲和伸直。使手指漸漸地靈活。

指尖基本體操　4

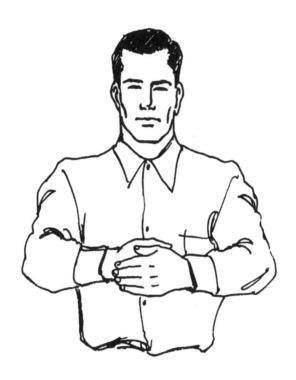

①如圖，手掌朝內，雙手互相疊合在胸前，先調
整呼吸，再邊撐開五指邊自鼻子吸滿氣，使下腹部膨
脹，最後再屏住氣息。

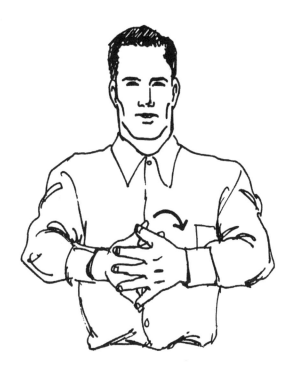

②邊吐氣邊轉動雙手手腕，等到氣吐完時，再將雙手手指併攏。

如上述重複10次。

【要點】

①吐氣的時間要比吸氣的時間長。

②雙手轉動時，手掌要用力摩擦，直到雙手手掌發熱為止。

指尖基本體操　5

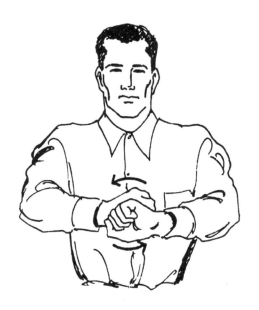

　　①如圖，雙手握拳貼合放在胸前，調整呼吸後，
一邊自鼻子吸氣，一邊轉動手腕，吸滿氣後，再屏住
氣息。

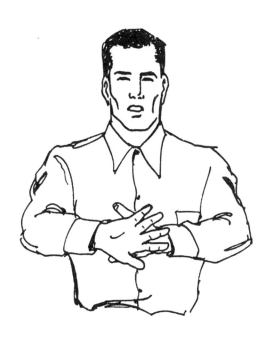

②雙手手指用力張開，同時用口「哈」一聲的吐氣，本動作重複10次。

【要點】

①旋轉手腕時，雙臂要靠緊身體。

②轉動手腕時，雙肩要往上聳；雙手手指用力張開時、雙肩恢復原狀，而且雙肩要完全的放鬆力氣。

指尖中級體操　1

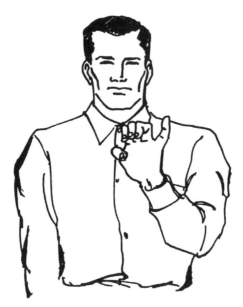

　　如圖，將手放在胸前，按照拇指、食指、中指、無名指、小指的順序，將手指一彎成勾狀，且把力氣完全集中在指尖，然後用力伸直。

【要點】

　　①當全部手指彎曲後，停止呼吸再將手指同時伸直。

　　②在彎每一隻手指時，都要「哈」的一聲吐氣。

指尖中級體操　2

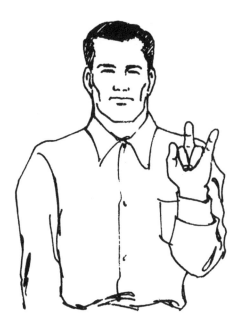

　　如圖，把手舉高至胸前，先將食指和無名指，再將中指和小指，儘量彎曲且指尖互相貼住。

【要點】

　　彎曲時，把拇指尖儘量緊貼住食指第三節處。

指尖中級體操　3

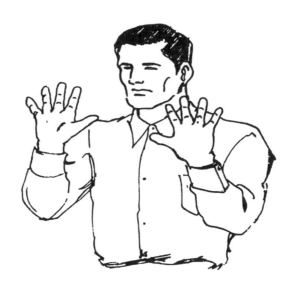

①將手臂彎曲，雙手放在胸前，手掌向外。邊以口用力吐氣，邊把雙手伸向前方且撐開手指。然後邊用鼻子吸氣邊將雙臂收回至胸前且把手指併攏。

②食指、中指、無名指、小指保持併攏與拇指分開，邊用口吐氣邊將雙手往前推；再彎曲手臂且將雙手手指併攏。

③拇指、食指和中指、無名指、小指保持併攏，食指和中指間儘量分開，吐氣將手推出，吸氣時收回雙手且手指併攏。

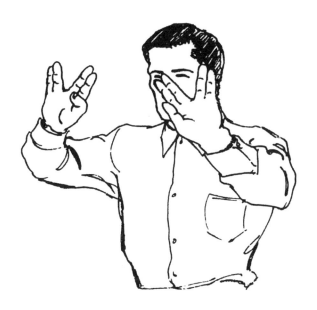

④五指併攏後，再將中指、無名指分開，再依前面的呼吸法練習。

⑤將無名指、小指分開，其他手指併攏，呼吸法和前面一樣。

⑥前五個步驟做完後，再從小指作反方向練習。

本動作來回重複3次。

【要點】

以上動作，中指和無名指分開的動作最需勤加練習。

指尖中級體操　4

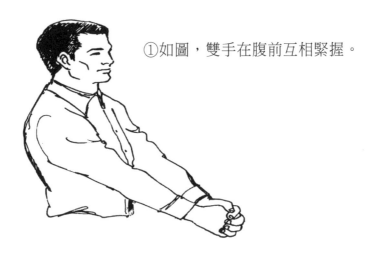

①如圖，雙手在腹前互相緊握。

②保持原來姿勢，然後轉動手腕，將交叉的手指用力往前推，且邊用口吐氣。

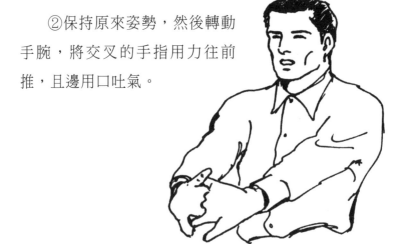

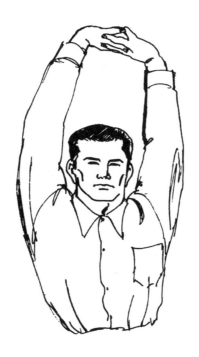

③吸氣，同時邊將雙手往頭頂上舉，且交叉的手指要用力往上推；吐氣時，再邊將雙手輕輕放下。

本動作重複5次。

指尖中級體操　5

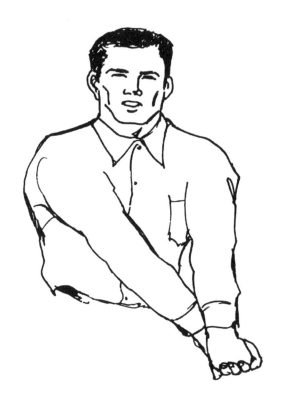

①如圖，雙手手指在腹前交叉反握。

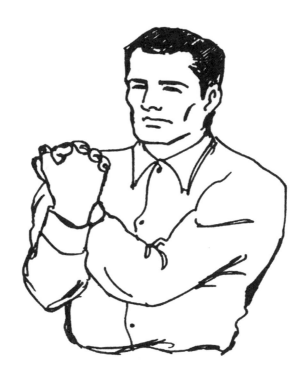

　　②邊吸氣邊將雙手手腕由下往上旋轉，且手腕儘量向前推。

　　本動作重複5次。

指尖中級體操　6

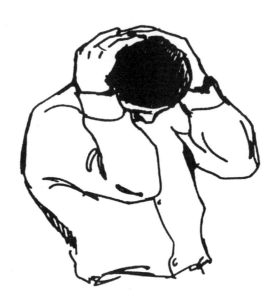

　①如圖，雙手抱住腦後，邊用口吐氣邊將手臂往前壓且要縮下巴。

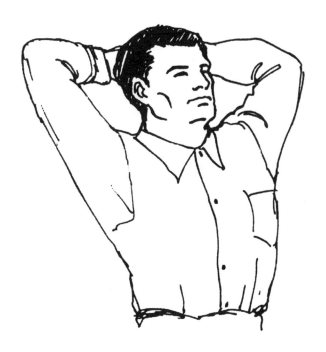

②邊用鼻子吸氣邊將雙臂展開且挺胸，頭往上抬。

本動作重複10次。

【要點】

①手臂向前壓時，雙肘要貼著身體。

②手臂往後展開時，動作要儘量誇大。

指尖中級體操　7

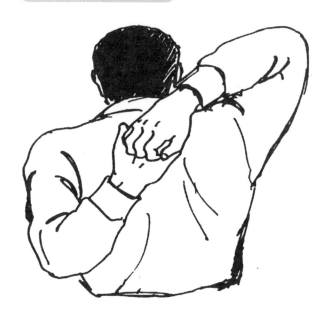

　　如圖，右臂往上抬，轉向背後；同時左臂由下往
背後伸，貼住右手，然後左右手互相拉。

　　本動作重複3次。

【要點】

　　最初只要指尖輕輕接觸即可。然後互相拉的時
候，左手儘量往上抬，右手儘量向下伸。

指尖上級體操　1

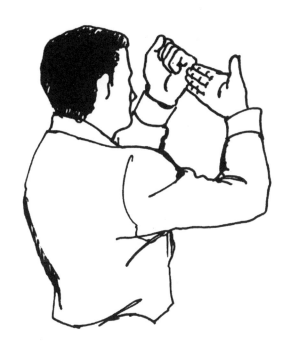

①左手握拳，右手拇指張開，食指、中指、無名指、小指等併攏，然後如圖將右手抵住左手掌的側面。

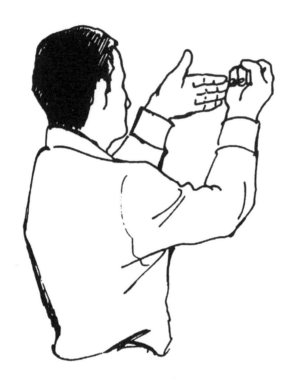

②如圖右手握拳，左手張開，左手抵住右手掌的側面。

本動作重複10次。

【要點】

①邊吐氣邊迅速交換左右手練習，且變換速度要越來越快。

②本動作對於反射神經的訓練很有幫助。

指尖上級體操　2

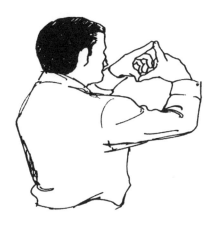

①將雙手的食指和食指、拇指和拇指互相緊貼，且拇指和食指儘量分開，把雙手抬至眼睛的高處。

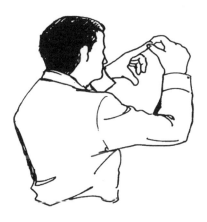

②用右手拇指和食指按住左手的食指。

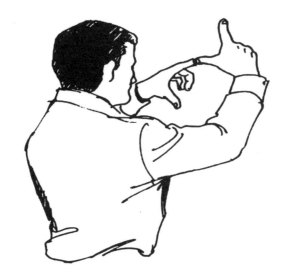

③右手食指往上抬。

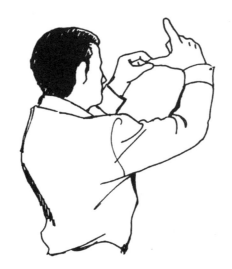

④用左手的拇指和食指按住右手拇指。

⑤左手食指往上抬，貼住右手食指，使之恢復①

狀。

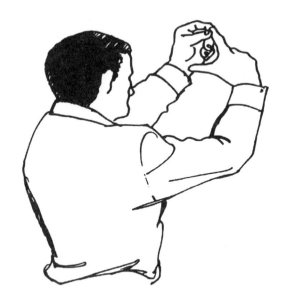

⑥接著用左手拇指和食指按住右手食指。

⑦左手食指向上抬。

⑧用右手拇指、食指按住左手拇指。

⑨右手食指往上抬貼住左手食指，使手恢復①狀。

【要點】

① 動作看起來很簡單，但重複5、6次時，若頭腦轉動不夠快者，就會開始混亂。

②最重要的一點，手的高度要保持一定，不能越做越往上移。

指尖上級體操　3

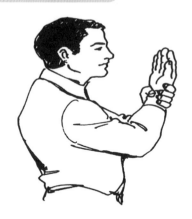

①如圖，右手放在臉前，用左手握住右手腕，然後調整呼吸。

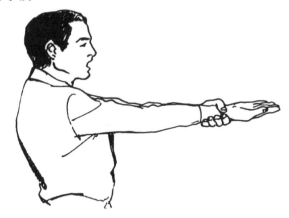

②邊用力吐氣邊將雙手往前伸直，再邊用鼻子吸氣，邊把雙手恢復①的狀態。

本動作左右重複6次。

指尖上級體操　4

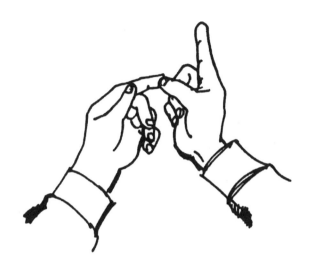

①如圖，左手食指輕靠在右手拇指的指腹。

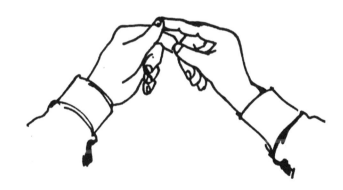

②右手食指與左手拇指互相貼合。

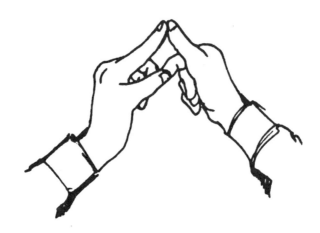

③邊轉動左右手腕，邊把右手拇指和左手食指互
相貼合，然後再不斷重複②～③的動作。

指尖上級體操　5

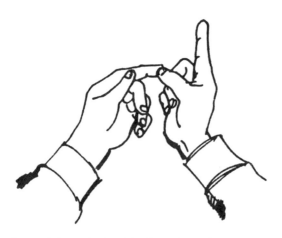

①左手食指與右手拇指互相貼住。

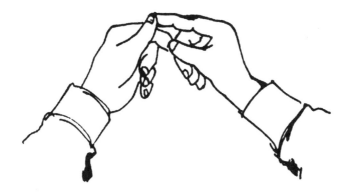

②右手食指與左手拇指互相貼合。

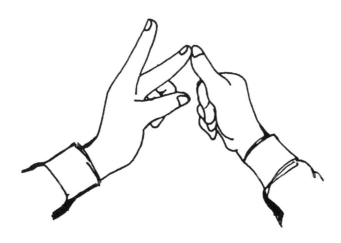

③右手拇指與左手中指互相貼合。

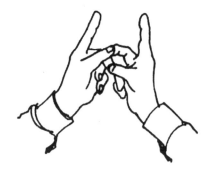

④右手中指與左
手拇指互相貼合。

⑤右手拇指和左
手無名指互相貼合。

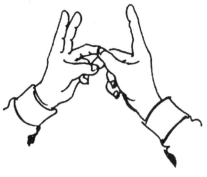

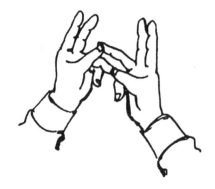

⑥右手無名指和
左手拇指互相貼合。

⑦右手拇指和左手小指互相貼合。

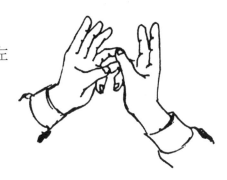

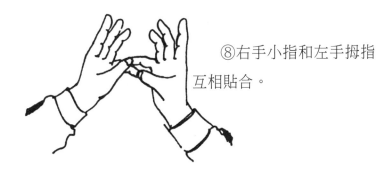

⑧右手小指和左手拇指互相貼合。

⑨然後再將上述的動作，改從無名指、中指、食指之順序重做。

【要點】

以上的動作邊做要邊轉動手腕，且動作要確實。

指尖上級體操　6

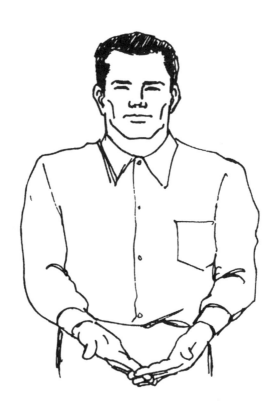

①雙手在腰前放開。

②如圖，雙手依小指、無名指、中指、食指的順序，邊轉動手腕邊依順序一一互相交叉。

③用力交叉雙手手指，然後轉動手腕使手掌朝外，且用力向前推。

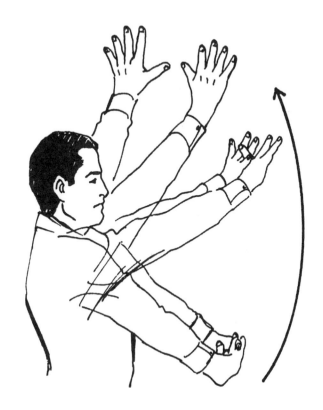

④用鼻子吸氣且將雙手抬高至肩膀之高處。

⑤吐氣時，邊將雙手往上舉，邊把手指依小指、無名指、中指、食指之順序慢慢地放開且伸直。

【要點】

①吸氣時，要使腹部充滿氣。

②吐氣時，要把腹中的氣完全吐出。

指尖上級體操　7〈背後合掌〉

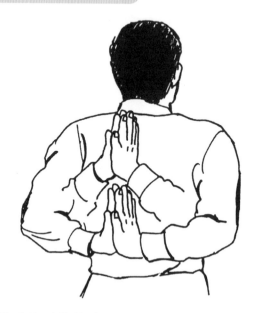

　　①雙手伸至背後合掌,用鼻子吸氣時,要將手放下,使手肘呈直角。

　　②挺胸,手保持合掌且邊轉動手腕。

　　③合掌時,自指尖到手腕均必須互相貼合。

　　④保持①的姿勢,然後邊扭腰邊將手腕向左右搖動。

【要點】

　　①手自上背部移至下背部時,要使手肘呈直角。

　　②以上動作連續練習2分鐘。

指尖上級體操　8

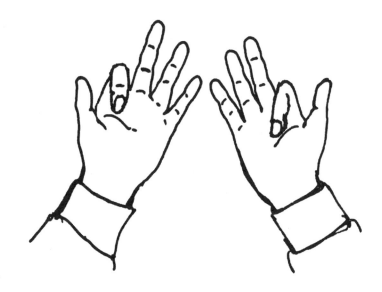

　　①左右手同時依拇指、食指、中指、無名指、小指的順序一一彎曲，然後再依此順序逐一張開。

　　②雙手依食指、中指、無名指、小指、拇指的順序逐次彎曲，再依反方向一一張開。

　　③同上要領，依中指、無名指、小指、拇指、食指的順序彎曲，依反方向張開。

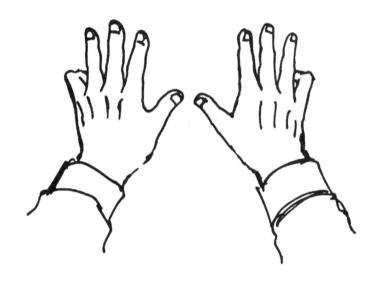

④依小指、拇指、食指、中指、無名指的順序張開，再依反方向張開。

【要點】

①手指必須一隻隻正確的彎曲和伸直。

②慢慢地增加速度，使之趨於熟練。

指尖上級體操　9

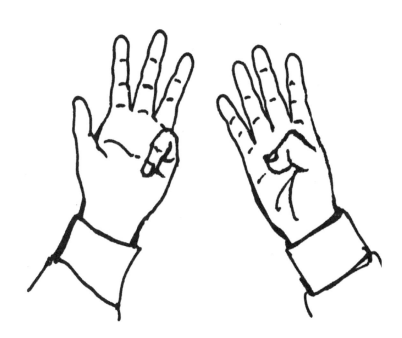

①同時彎曲右手拇指和左手小指。

②同時彎曲右手食指和左手無名指。

③同時彎曲右手中指和左手中指。

④同時彎曲右手無名指和左手食指。

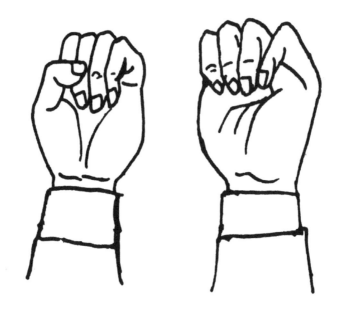

⑤最後再同時彎曲右手小指和左手拇指。

接著依下列⑥〜⑨的順序逐次張開手指：

⑥＝④

⑦＝③

⑧＝②

⑨＝①

⑩手指全部張開伸直。

指尖冥想法　1

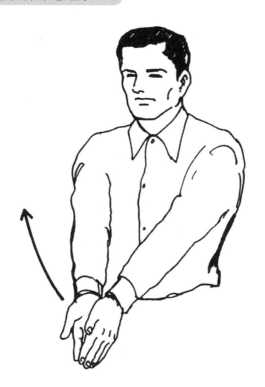

【姿勢】

站時須筆直；坐在椅子上時須挺直背；坐在地上時須兩腳張開且腰儘量往下壓。

①雙手手掌在腹前併攏，調整呼吸後，開始邊用鼻子吸氣邊將手臂抬至與肩同高。

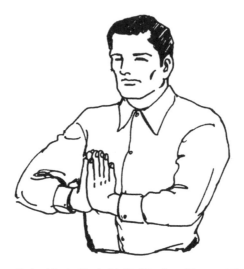

②再將保持合掌姿勢的雙手，放下至胸前。

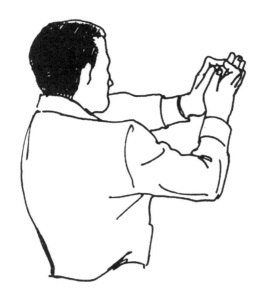

③保持②的姿勢，邊用口吐氣，邊把雙手食指彎
曲且相互抵住。

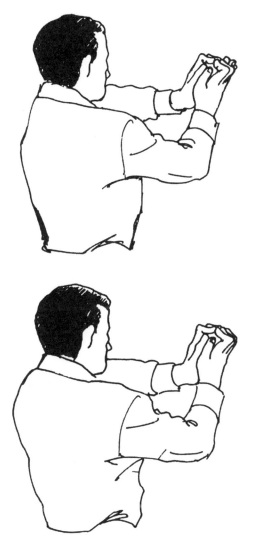

④接著以同樣的做法。再依中指、無名指、小指
的順序，逐次彎曲且互相抵住指尖，同時要邊吐氣。
此時，每一手指皆須用力互抵。

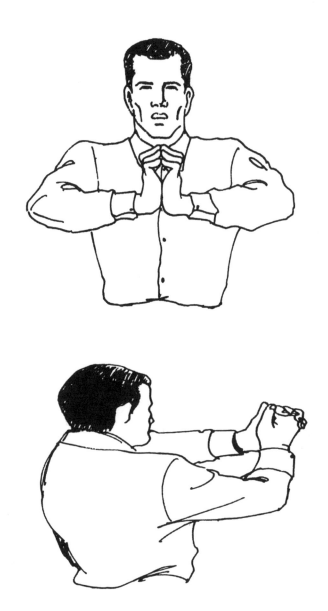

　　⑤手指指尖放鬆力量，再邊吐氣邊將雙手手指互
相交叉緊握。

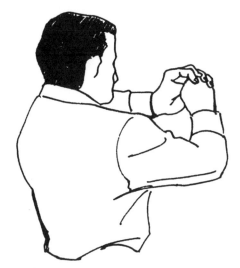

⑥雙手手腕略微打開，將雙手拇指併攏放進拳中用力緊握。

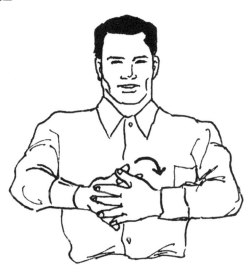

⑦雙手橫交叉於胸前，邊用鼻子吸氣邊用力地將雙手手指撐開。

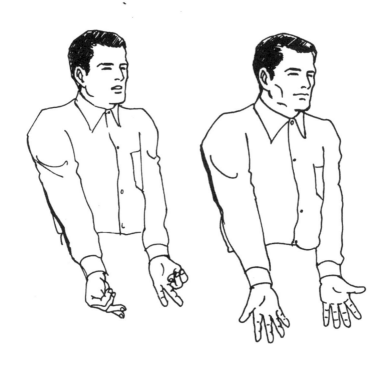

　　⑧將交叉的雙手放下至腰側，然後邊不斷吐氣邊從拇指一一彎曲。

　　⑨再邊吸氣邊從小指開始一隻隻的張開伸直，然後調整呼吸。

　　【要點】

　　①練習本動作時要閉眼。重複10次。

　　②做完10次以上的動作後，雙手放在膝蓋上，開始進入冥想階段。

指尖冥想法 2

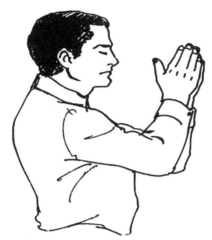

①閉眼、調整呼吸，雙手在胸前合掌且雙肘互相
貼緊。然後邊用鼻子吸氣邊將雙手往上舉。

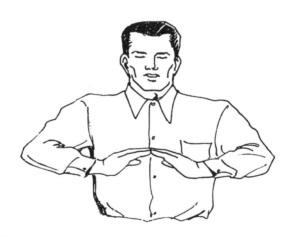

②吐氣時，邊將雙手往下放，邊張開雙手手掌，
使兩手指尖互相抵住。

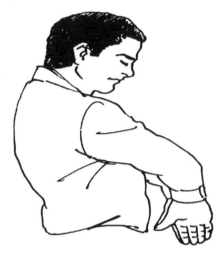

③邊將雙手往下垂，邊貼合兩手背。

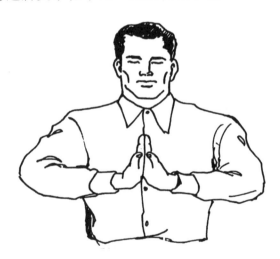

④當雙手背部互相貼合至手腕處時，把左右手的拇指互相緊靠，然後將手腕由下往上旋轉，使指尖朝上且手腕呈直角。

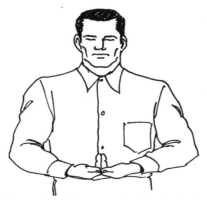

　　⑤把手放下至腹部，兩手手指背部保持緊貼且雙手拇指尖互相抵住。

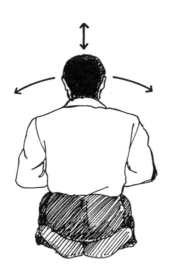

　　⑥閉上雙眼，上身大幅度地左右搖動，再逐漸變小後停止。

　　⑦動作⑥後，放鬆肩膀的力氣，隨後進入冥想狀態。

頭腦體操的方法

1. 記憶力──牢記事務之能力

・播音員　　　・圖書館管理員
・舞台藝人

　　如果您喪失記憶力，將會如何呢？消極、沮喪抑是以樂觀的態度去面對它、挽回它呢？

　　在此向您鄭重推薦恢復記憶的方法，那就是做擺動右手的體操。通常喜歡記錄的人，記憶力較強，因為透過書寫備忘錄時，記憶的意識就已固定在左腦，所以較不易遺忘。

　　像播音員中有許多記憶力不錯的人，也是因為這種原因造成的。

　　●特別有效的頭腦體操　準備運動 1、3

2. 創造力──創造新事物的能力

・設計家　　　　・作家
・漫畫家

以教育者的立場來觀看國家未來的主人翁，發現被譽為「模範生」、「優等生」的學生中，有許多都是成績名列前茅的乖小孩。

所謂「頭腦好」其實就是「很會背書」、「不易犯錯」，也就是記憶力和計算能力較他人突出的緣故。

但人類史上的天才、偉人，大多數的功課都不出色。因為他們會靈活運用右腦，產生所謂的「靈感」、「直覺」而增強創造發明的能力，藉由此能力的發揮，使他們的英名在歷史上留下不朽的痕跡。

您想和天才、偉人們一樣擁有創造力嗎？告訴您，有效的多使用左手、鍛鍊右腦，可以幫助您達成此願望的。

●特別有效的頭腦體操　準備運動 6、7

3. 計算力──演算和求結果的能力

・財務人員　　　　・會計師

・企劃人員

電腦是科技文明的產物，雖然它具有儲存資料的功能，但若沒有計算公式或電腦程式，將無法發揮它的功用。

所以，隨著電腦熱潮的湧進，過去被認為不切實際的數學，已受人們另眼相看了。

人類的計算力是由左腦所負責，所以多加訓練左腦可增強我們的計算能力。目前，電腦已成為人類的寵兒，計算力的訓練實在不容忽視。

在雲端計算、大資料等新型技術中，計算力已成為數字經濟縱深發展的重要力量。計算力與經濟成長緊密相關，研究報告指出計算力指數平均每提高一個點，數字經濟和GDP將分別增長3.3‰和1.8‰。

●特別有效的頭腦體操　準備運動　4、12

4.集中力──把精神集中於某一事務的能力

・校對者　　　・翻譯人員
・速記員　　　・運動選手

　　任何的能力，若缺乏集中力就無法發揮的淋漓盡致。如果將精神集中於某特定事物，就會產生靈感；若持續地集中精神，對於學問、運動、工作等方面的進展，是有很大的幫助。

　　王貞治是大家所熟悉的世界全壘打王。他在揮棒之時，總是將精神集中於球的飛向，有一次就是因為太集中精神，以至把白齒都咬碎了。

　　但由於他的努力不懈和集中力的發揮至極，使他成為家喻戶曉的大人物。

　　由王貞治的經歷可以證明集中力對身體有很大的影響，而且可以促進讀書、工作、運動……等的進步。這點是不容置疑的。

　　●特別有效的頭腦體操　準備運動 5、11

5. 統御力——歸納和領導的能力

- 管理員　　　・教練
- 教師　　　　・政治家

VISA創辦人迪伊・哈克（Dee Hock）說：「領導人至少要一半時機領導自己，能把自己領導好的人，通常也是最有影響力的人。」

卓越的領導人才和美醜是沒有關係的。

身為領導階層的人，需具備有正確的判斷力及用人的能力，否則稍有差錯就會影響整個政策的偏差。而以上兩種能力也正是領導人才能夠吸引人之處。

人外表的美醜是天生的，但內在美醜却可藉「指尖頭腦體操」使之更具魅力，所以請大家多加努力練習「指尖頭腦體操」來發揮您的內在美。

尤其是上述四種職業以及製作人、宗教家等，更特別需要練習，以便增進統御的能力。

●特別有效的頭腦體操　基本體操 5

6. 雄辯力——在大眾面前，能夠說話明確有條理，且讓人留下深刻印象的能力

・推銷員　　　　・服務業者

・評論家

「語言」是人類互相溝通的工具，若能適當的運用言語，不但可以得意於人與人之間，且對工作也有很大的幫助。

說話也是一種藝術，但若過於巧言，不但不會博得人們的歡心，反而可能招人厭惡。例如我們在街頭常見的推銷員，有許多就是過於勉強顧客，使人們敬而遠之，這就是說話失敗的例證。

但相反地，若是過分木訥，無法將自己的意思傳達給對方知曉，也是沒有將語言的功用充分發揮的例子。

所以我們若想給對方留下良好印象，就必需訓練說話的能力，使之發揮裕如。

●特別有效的頭腦體操　基本體操　3

7. 適應力——使自己能安於某種環境的能力

・撰稿者　　　　・冒險家、探險家、旅行家
・時裝模特兒

適應力是在對應事件時，有助於快速做出調整和正確決策的能力。此能力可透過自省、創意思考和刻意練習而產生，亦是一種成長心態。

人類為了避免像恐龍一樣因寒冷、飢餓而絕種，所以不但有適應四季的能力，且能巧妙的掌握各種狀況，以發展自我。

但在現代的機械文明中，却有許多人喪失適應環境的本能，不是隨波逐流就是自我解脫，所以目前我們急需恢復適應力，使自己在渾噩中，尚能保持自我。

適應力並非只是單純地配合環境，而是在能保護自己的情況下，又能適應環境，這是身為現代人所需具備的必要條件。此能力的培養，可藉由腦力的訓練來獲得。

●特別有效的頭腦體操　基本　1

8. 思考力──思考的能力，由內在方法解決問題的能力

· 棋士　　　　　· 研究家、發明家、學者

· 企業顧問

　　思考力即是對事物進行觀察、比較、分析、概括、判斷、推理的能力。面對快速變動的世界，當環境與遊戲規則全盤改變時，不能再依憑過去的經驗解決問題，而須依賴邏輯思考的能力。

　　除上述的職業以及律師、咨詢人員和其他專門性職業外，在今天這種機械化的分工時代裡，需要花時間仔細思考的工作已越來越少了。

　　如工廠工人就是每天重複著相同的工作，使頭腦缺乏訓練，所以思考能力自然減退。

　　在現今的社會，競爭越來越激烈，若想在此種競爭壓力下生存，就必須好好培養思考力，以順應這種潮流所帶來的壓力。

　　●特別有效的頭腦體操　基本　2

9. 決斷力——果斷決定事物之能力

・經營者　　　　・決策者
・企業顧問

決斷力是領導人在面對困境時，針對人、策略與危機等領域，快速判斷事物發展趨勢，並做出一個長遠眼光的決策能力。

剛畢業的人最容易迷失在前途的十字路口，然而無論決定繼續升學或就業，都會影響一生。

企業經營者也是如此，下錯一步棋很可能滿盤皆輸。所以我們必須培養決斷的能力。

經營企業者的決策，不僅影響自己的企業而已，還可能影響到員工生活的幸福。

所以經營者的責任非常重大，尤其是由父蔭或意外獲得財富下所成立的公司，通常經營者並非此類的專才，所以特別需要培養決斷能力以便巧妙應付各種情況。

●特別有效的頭腦體操　中級 5

10. 音感力——辨別聲音之高低與音色等的能力

・鋼琴調音師　　　　　・作曲家、編曲家
・音樂家

　　音感即是音準的辨別能力，如同辨色能力高低因人而異，辨色力異常可能是色盲，音感低於平均太多的狀況，常被戲稱為音痴。

　　最近聲音已到達氾濫的地步，尤其是年輕小伙子，不但能一邊說話一邊走路，更能一邊聽音樂，房間可以沒有書桌卻不能沒有音響，同時認為每人都要懂得一種樂器才算是跟上時代，幾乎可說是每天陶醉在音樂的世界裡。

　　然而，這種現象難道就表示每人的音感能力都提高了嗎？不，反而因耳機的流行，使重聽的人數更增加了。

　　生活在音樂世界中的人們，若想站在時代的尖端，能先人一步完成工作，就必須培養高度的音感力。

　　●特別有效的頭腦體操　中級 6

11. 注意力——能專心於某一行為的能力

・導演　　　　・工程現場監工
・醫師

　　注意力就是專心，專心就是指在許多刺激中，必須花很多心智或集中精神，才能接收到重要或感興趣的訊息。注意力可以迅速從一件事切換到另一件事，果斷地處理完眼前的事物，再隨時切換回去，不會遲疑不決或慌張混亂。

　　努力駕駛車輛、飛機等交通工具或和許多人生命有關之職業，常因注意力的分散而造成莫大的遺憾。

　　尤其是在這緊張的工商社會裡，車禍的比率更是節節高昇，所以注意力的培養也可說是為保護生命作準備。

　　練習頭腦體操就是培養判斷力和注意力的方法之一。若能熟悉，注意力就會增強，做事也就不易半途而廢，生命也較有保障。

　　●特別有效的頭腦體操　上級　1

12. 寫作能力──利用文字表現整體思想之能力

・小說家 ・新聞（雜誌）記者
・編劇家

你有想過嗎？當你和別人以文字聯絡時，如果不想盡辦法把內容形容得生動又完整，對方是不會看懂的。

雖然通訊在目前已經非常便利，但寫信或文件之事，仍然在日常生活中占著重要地位。

從古以來，有許多人認為書讀的多，文章就一定寫得好，其實不然，盲目的讀書，而不知靈活運用的話，根本就無法寫好文章。

若想提高文章的創造性和結構能力，就必須練習能提昇寫作能力的頭腦體操。

●特別有效的頭腦體操 準備運動 9、10

13. 忍耐力——忍耐或承受的能力

●薪水階級人員　　●製圖員

●保姆

　　所謂十人十樣，即每一個人的性格都不一樣，有人天生做任何事都三分鐘熱度，也有人忍耐力超強，非常長情。人的一生不可能永遠都是一帆風順，在人生的成長過程中總會遇到各種的逆境磨鍊，「忍」能成大事，要能忍過一般人所不能忍耐的苦，才能使自己更茁壯。

　　有人說：「追求幸福就必須要學習忍耐。」忍耐自古以來就是我國傳統的美德，所以有所謂「忍辱負重」、「小不忍則亂大謀」之言。

　　像薪水階級的人，就必須忍受上司的苛責和顧客的挑剔；保姆就必須忍耐小孩的無理取鬧；至於從事製圖這種精密工作的人，更需要具備高度的耐力。

　　但所謂的忍耐並非要大家忍住淚水、咬緊牙關，而是要大家用「指尖頭腦體操」來培養耐力。

　　●特別有效的頭腦體操　中級1

14. 洞察力——透視、預估未來的能力

- 警官　　　　・占卜師
- 政治家

　　刑警要看穿犯人的內心，才能迅速破案；占卜師需正確說出問卜人的背景、特徵，才能使人信服；政治家必需洞察世界的潮流，才可使國家邁向光明。

　　洞察力是人在認知行為中的認知能力。它迫使你去抓住問題的實質，而不只是看到外在表象。具洞察力的人，通常能夠為別人提供明智的意見或忠告。

　　這洞察力並非讀書所能獲得的，這種能力可以說就是超能力，除了先天性的第六感所賜外，還需經年累月的培養，才能具有卓越的洞察力。

　　●特別有效的頭腦體操　上級 2

15. 說服力──說出來的話能使人心服的能力

・評論家　　　・不動產鑑定人
・製作人

　　相信您一定遇過外務員吧！他們給您的印象如何呢？我想不外乎是能言善道的形象。

　　一位成功的外務員首先要具備能使顧客願意聽您推銷產品的能力，然後再引起顧客購買的慾望，最後再加強顧客購買的決心，如此便能圓滿達成目的。又如江湖郎中，更有一套說話的技巧，不但流利且非常吸引人，但隨著知識水準的提高，此行業已不多見。

　　再者，又如評論家若沒有相當的說服力，便無法使人信服，當然，所下的評論也就沒有權威性；又如不動產鑑定人、製作人等，也都必須具有說服力。

　　您想具有說服力而成為一位受歡迎且具魅力的人物嗎？不妨試著做「指尖頭腦體操」吧！

　　●特別有效的頭腦體操　基本 4

16. 表現力──能把屬於精神方面的性格志向等，
　　　　表現於外在的感性形象的能力

・作家　　　　　・演員
・音樂家

　　表現力就是完成某項具體工作過程中，所顯示自身潛在能力特點的凸顯和流露。具表現力的人，基本價值觀是追求卓越、品質保證，希望被別人看成一個有價值的人。

　　表現力是所有藝術家、技能家所不能或缺的條件，如一名成功的演員並不在於外表之美，因為那是短暫的，其主要條件是在於表現力的發揮，才能把所揣摩的對象表現的淋漓盡致，使觀眾留下深刻且讚嘆的迴響。

　　若想朝技能家、藝術家的方向發展，就必須具備強烈的表現力，才能有突出的表現。「指尖頭腦體操」就是培養表現力的最佳方法。

　●特別有效的頭腦體操　上級 4、5

17. 理解力——領悟事務的能力

- 教師
- 看守監獄者
- 檢察官

理解力和表達力是相輔相成的，表達是將自己心裡所想，以一種便於理解的方式傳達給他人；理解力是將對文章、某件事以及對別人傳達一個接收的過程。

一個真正頭腦好的人，必需具備高度的理解力。現代社會大部分的人皆缺乏理解力，通常都是食古不化，一成不變的套陳舊公式，尤其是一些具有影響力的人，往往缺乏理解力，這也是當前社會紊亂的根源。

所以我們應加強理解能力，使腦筋多注入氧氣，讓思想更加活性化。

●特別有效的頭腦體操　中級　2

18. 行動力──辦事的能力

・導遊　　　　　・傳記文學作家
・偵探

行動力是指願意不斷地學習、思考，養成習慣和動機，進而獲得成功的行為能力。

健全的頭腦和強壯的身體是敏捷行動的要件。

而就促進健康的方法來說，最適當的方法莫過於「指尖頭腦體操」，這方法可以從腦和身體雙管齊下加以治療，使人們不但具有飽滿的精神，而且又賦予行動力。

現代人必須有健全的頭腦和身體，尤其必須保持左右兩腦的平衡，才能充分發揮頭腦的功用。

讓我們一起對自己的生活方式展開挑戰吧！

●特別有效的頭腦體操　中級 3 、上級 8

19. 判斷力——辨別是非善惡的能力

・護士　　　　　・空中小姐

・無線電通訊員

　　判斷力是對事物屬性與事物之間的關係，作出準確分析和抉擇的形式，將其價值觀付諸在事件上的性格體現能力。

　　護士必須具有判斷力才能對病人實施急救工作；空中小姐必須具有研判緊急情況輕重的能力，才能不至於釀成大災難；無線電通訊員須具有辨別是非的能力，才能確保國家機密。

　　唯有先具備適切的判斷力，日後才能擔任重責大任，所以請大家多練習「指尖頭腦體操」來提升此項能力。

●特別有效的頭腦體操　中級　4

20. 觀察力──能認識和看清現象或事物的能力

・科學家　　　・臨床檢查師
・X光技術師

　　觀察力是一種有意識、有目的、有組織的知覺能力。特別是能辨別事物和資訊細微差別的能力，它是人的多種感知覺的綜合。

　　科學家是最具有敏銳觀察力的人，他們利用冷靜思考、細心觀察，帶來了新科學，使世界科技日新月異，這是科學對世界進步的貢獻。

　　然而，科學家觀察力是需要以經驗和知識作為基礎，而此觀察力是由腦所操縱的。

　　我們的腦，有時也會像小孩觀看螞蟻走路般，專注於配合想觀察的對象，展開觀察行動。

　　其實在平時，我們就該培養觀察力，才能見一而知十。「指尖頭腦體操」就有此功能。

　　●特別有效的頭腦體操　中級　7

21. 企劃力──擬訂計劃、推展計劃之能力

・廣告代理業　　　　・業務主任
・編輯、企劃人員

　　人類不平等有二：一、人為不平等，二、天生不平等。人類既然生而不平等，當然在能力、性格、思想各個方面等皆有所不同。

　　然而，如何才能「人盡其才」呢？當然要先擬訂計劃作為藍圖，使每人各得其所，然後全力加以推行，就可接近「人盡其才」的目標，使社會上的資源充分利用。

　　雖然今日資訊氾濫，但政府、企業甚至個人和家庭都依然需要有嶄新的計劃，否則事情是無法順利推行，社會也無法進步的。

　　如果想要加強企劃能力，就必須不斷地磨鍊腦部，使頭腦更加聰明。

　　●特別有效的頭腦體操 準備運動 2、9、上級 1

22. 嗜好力──喜歡、嗜好方面的能力

・廚師　　　　・營養師
・飲食店經營者

在多種的能力中，沒有比嗜好力更複雜的了。

嗜好就像「如人飲水、冷暖自知」，別人是無法完全感受到在自己心目中的那份樂趣的。

找到一個嗜好，總令人興奮不已，然而，長久延續卻不容易，常因心情起伏、環境變化而失去了感動。

我們大致可依照嗜好，將人歸類出幾種性格。如喜好屬於靜的方面，大概其人都較偏向文靜；又如我們也可從廚師所做的菜，看出此人之嗜好是屬於那一方面。

了解他人的嗜好，對自己工作或處世方面，都有所幫助。

●特別有效的頭腦體操　上級　7

23. 應變力──隨機應變的能力

・電視演員　　　　　・探訪人員
・喜劇演員

應變力是指面對意外事件等壓力，能迅速做出反應，並尋求合適的方法，使事件得以妥善解決的能力。學會應變複雜，抓到了浮木，是現代管理者的基本能力。

應變能力和血液循環之良否有著很大的關係。在社會上，無論是求職或是談生意，應變力都會成為人們評價的標準。有良好的應變力，能審時度勢，隨機應變。它是一門藝術，雖然奧妙無窮，但也不像九霄雲煙，讓人不可企及。

應變力是來自於一個人知識的積累，經過長期的生活和工作錘煉而成的，所以應變力可說是求生存必備之能力。

●特別有效的頭腦體操　上級 3

24. 想像力──把事物清楚的意識化，然後加以創造的能力

・童話作家　　　　　・設計家
・詩人

　　童年世界是充滿幻想、願望和無邪笑容的世界。

　　小孩子最喜歡幻想著目前人類還無法做到的事，然而，大人一發現小孩有痴想的傾向時，往往告訴小孩那是不可能且荒謬的事，一句話就把小孩的夢想打碎。

　　其實想像力可以說是創造力的泉源。

　　舒理曼在小時候就一直做著挖掘遺跡的夢，雖然一般人皆認為那是空想，但最後，他還是實現了他的夢；另外，他也有許多發明的靈感是來自小時候的「空想」。

　　所以若想使自己的空想如願地實現，就必須加強磨鍊自己的想像力，使之隨時保持新穎才可。

　　●特別有效的頭腦體操　上級 6

25. 破壞力——不受傳統所束縛，而向新事物挑戰的能力

・第二代的企業經營者　・各組織的領導者
・企劃人員

　　破壞力就是對有形或者無形的事物遭受破壞、毀損的能力。但破壞力並不是僅破壞而無建設之意，而是要掙脫傳統的束縛，創造出新的事物，此能力可說是最高的決斷力。

　　佛家云：「有形必滅。」是指任何事物都有分化的時期，每當有新事物出現，同時在演變至高峰的過程，有許多都是受傳統力量的約束而無法前進，甚至失敗。

　　所以我們必須衝破傳統，才能向前邁進，而衝破傳統就是所謂的破壞力。

　　●特別有效的頭腦體操　中級　5

26. 結合力──把不同的東西加以匯集組合的能力

- ・宗教家　　　・心理輔導人員
- ・心理治療人員

結合指凝結在一起。泛指人或事物之間發生密切聯繫。

人是群居的動物，我們是無法離群索居的，就算是多麼喜歡孤獨的人，在社會上也是無法避免與人接觸。

從「身心症」可看出社會上有許多人不喜歡和群眾打成一片，然而這種人，久而久之就會變成孤癖的人。

「指尖頭腦體操」就是為了消除此現象。也就是激發腦力，使身心健全之法。

●特別有效的頭腦體操　指尖冥想法

第四章

指尖棒體操的應用

使用棒的運動　1

棒子長度約40公分左右

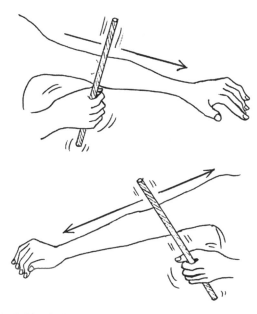

用棒摩擦手臂約2分鐘。

※雙臂各摩擦2分鐘。

使用棒的運動　2

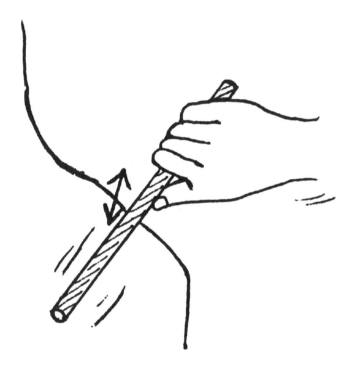

輕輕且有節奏地用棒敲左右肩部。

※雙手各敲2分鐘。

使用棒的運動　3

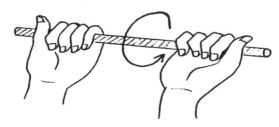

①雙手輕輕握住棒之兩端，手背向下。

②右手不要離開棒，且將右手腕不斷向內轉動。

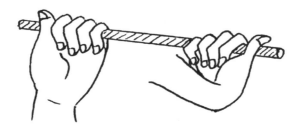

③其次再以同樣的旋轉法，轉動左手。

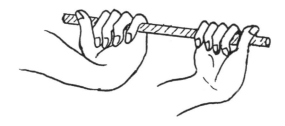

④然後再按右手、左手的順序轉動後，恢復原姿。

使用棒的運動 4

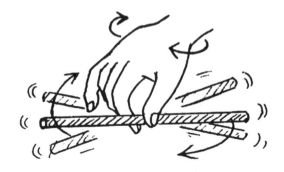

①右手拇指和食指捏住棒的中央，然後手腕輕快的旋轉。

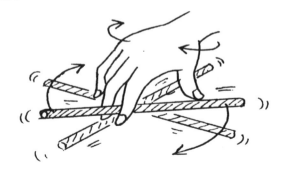

②再用右手食指、中指夾住棒子，如①一樣地轉動。

※左右手指各重複30次。

使用棒的運動　5

①將棒放在拇指、
食指、中指之間，如圖
轉動。

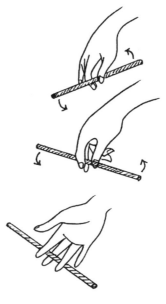

②然後將手腕上
抬，把棒子夾在食
指、中指之間且用拇
指輕輕地扶著，再將
手腕由上往下轉動，
恢復①的姿勢。

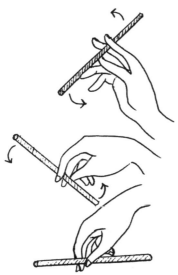

使用棒的運動　6

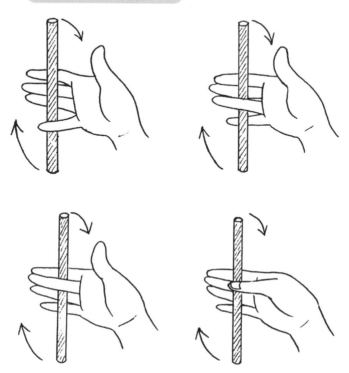

　　垂直地用手指拿棒，依次自小指至拇指，將棒在手指間轉動。

【要點】

　　初次練習時，可用另一隻手扶著旋轉，習慣後，就用單手旋轉。

指尖棒的體操　1

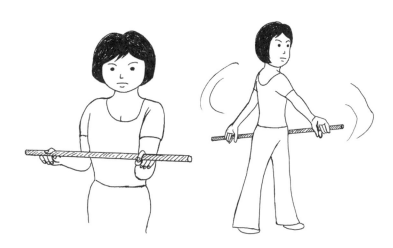

※棒的長度約90公分左右。

①用雙手食指勾住棒的兩端。

②雙腳打開與肩同寬，心情放鬆，然後雙臂向左右擺動。同時腰也需左右擺動。

※左右來回重複15次。

指尖棒的體操　2

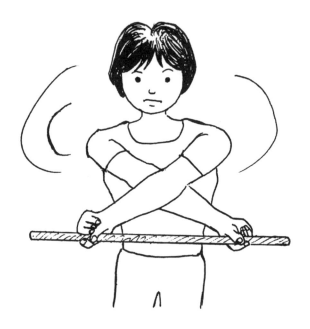

將棒子放在腹前，雙手如螺旋般左右交叉轉動。

※左右來回重複20次。

【要點】

旋轉時要輕，且要放輕鬆力氣。

指尖棒的體操　3

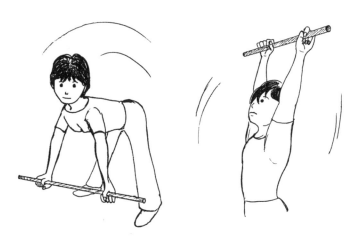

①雙手食指勾住棒，邊吐氣，身體邊往前傾。

②邊吸氣邊將身體慢慢挺直，且雙手向上伸直，用腳尖站立。

③吸滿氣後，邊吐氣邊靜靜地把棒放在肩後，靜止2～3秒鐘。

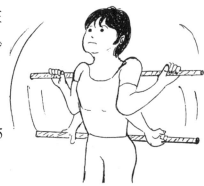

※①～③重複15次。

指尖棒的體操　4

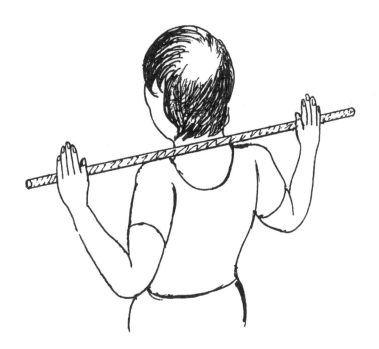

　　將棒貼在頸子背後，雙手掌打開壓住棒，邊左右
彎曲頸部，邊用手將棒上下搓動。

　　※本動作上下重複20次。

指尖棒的體操　5

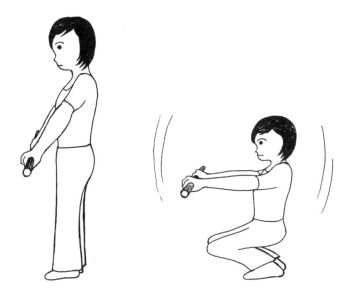

　　①腳跟併攏，雙手用力緊握住棒且雙手往下垂。

　　②邊用鼻吸氣邊把手臂往上抬高與肩同高，然後慢慢地呈半蹲狀。

　　※①～②重複5次。

【要點】

●半蹲時，人腿須呈水平且腳跟不能抬高。

●半蹲五秒鐘後，恢復①的姿勢。

指尖棒的體操　6

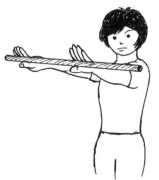

①用雙手虎口夾著棒，雙手向下垂放。

②將棒舉至與肩同高，且將手指用力伸直。

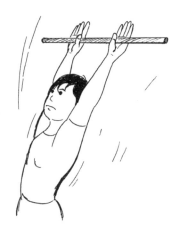

③然後雙手向頭頂上伸直，用腳尖站立、上半身挺直，停止呼吸2～3秒。

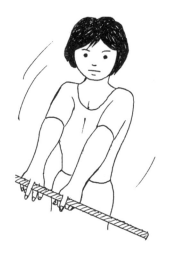

④雙手恢復①姿勢後，改用食指和中指夾住棒，然後重複②～③的動作。

※重複第七次後，恢復原來姿勢，結束體操。

後記

　　為了使頭腦清晰、聰明，所以這些年來，我不斷地在思索日常生活中，有那些需要加以確實執行的。尋覓的結果，歸納成下列幾項，將提供給大家參考：

　　(1) 早晚實施頭腦冥想法。（*適度的指尖運動，可以消除心中的雜念。*）

　　(2) 保有好奇心，隨時觀察四周的景物。

　　(3) 不用言語而用意識思考。

　　(4) 養成詳細記載備忘錄的習慣，且須重新看一遍，加以整理。

　　(5) 隨時有忙不完的工作，讓頭腦不斷地活動。

　　(6) 不依靠他人。

　　(7) 養成決斷能力。

　　(8) 經常用腹部呼吸。

　　(9) 培養聽輕音樂和欣賞圖畫的習慣。

　　(10) 時常利用機會儘量的聯想和空想，可以孕育創造力。

　　(11) 儘量陪小孩玩耍，因為小孩右腦發達，富想像力。

　　(12) 偶爾變化自己生活的步調，如呼吸方法、早上起床時間或是試著和其他階層的人交往。

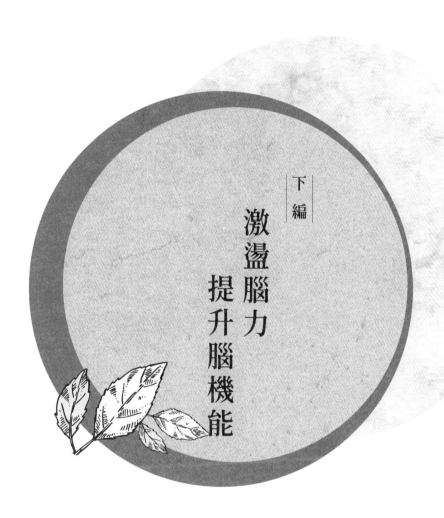

下編

激盪腦力
提升腦機能

讓頭腦變好的方法

1. 如何激盪腦力

有關人類大腦的研究，大腦生理學者舒拉特博士，有如下的論述：

「神經系統的單位是一種名叫做『神經元』微細胞。……人類的大腦中，就蘊含著大約有100億以上的『神經元』……這遠比組成宇宙中所有物質的粒子的總數要多。」

依據大腦生理學者或解剖學者的研究報告說，一個正常的人，其所具有的生理器官或功能，並沒有多大優劣的差別。一個成人，其腦細胞的總數大約有140億個「神經元」，每一個單位細胞，也無好與壞的區分。

儘管如此，但是實際上頭腦還是有好壞之分。而這就端視各人對於其所擁有的腦細胞，能夠活用多少而定。

據說，我們生活上所使用的腦細胞總數，頂多也不會超過140億個腦細胞的十分之一。

要討論如何才能多多使用我們的腦細胞，那就完全要看我們在成長時，如何去訓練「大腦」了。

人類的身體構造是，如果給予適當的刺激和訓練，則受到訓練或刺激的部分就會比較發達。

腦細胞亦是如此，在一個合理的程度下越被刺激，活用的個數就越增多。而腦細胞活用個數越多的人，就是一般所謂「頭腦好」的人。

一間房子如果廢棄不住，不但不久整個房子會到處結滿蜘蛛網，原本的隙裂也會更加崩陷。我們人的頭腦亦復如此，假如長久不用，也是會「生鏽」的。

人類的大腦在0歲到3歲以前會急邃地發達成熟；而從4歲到9歲左右，就開始產生能把握空間事物的能力。並藉著五官的感應開始記憶各種事物，且逐漸驅使聲音來表現感應到的事物。

從10歲到20歲左右的期間，這是大腦最後的發達階段。這時，不但具有把握空間事物的能力，而且也漸漸地具備把握時間的能力了。

20歲以後，大腦的發育逐漸地停止，從35歲左右就開始緩慢地退化，退化的速度隨年齡的增長越來越急速。

　　但是，這種現象也是因人而異的。有的人即使年紀已經一大把，但是腦筋仍靈敏快捷；也有的人在10幾歲就已顯出遲鈍不靈的樣子。

　　腦筋的退化要如何防止呢？營養與環境的影響當然不無關連，最重要的還是視個人使用其頭腦的情形而定。一般被認為頭腦還很靈敏的老年人，大多是經常用腦筋來思考事物的人。

2. 一種好構想產生的步驟

【準備】

　　最好是選擇一間既可避免外界干擾，裏面也沒有電視機或收音機等吵鬧聲響的房間。房間大小適中，穿著的服裝以舒適為主。

　　室內要備有紙張和含有色筆在內的書寫用品，及用來改善結合的資料。

練習1　情緒要放鬆

　　① 首先，面朝上躺下。身體各部位都不要用力，儘量放鬆。像是把一具身軀丟到太空中，把一切都委託給自然那樣。

　　人在躺下時，只要沒有睡著，身體上的某些部位

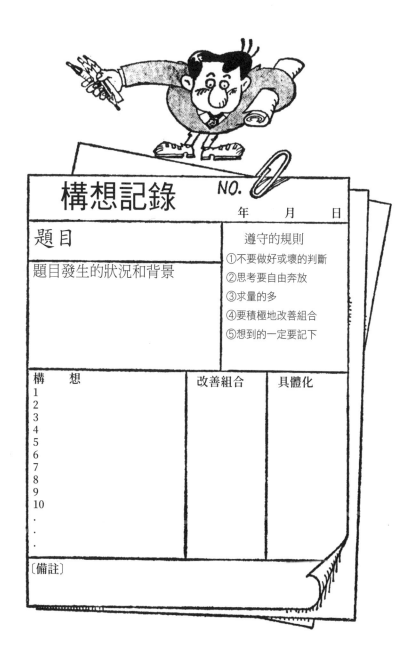

將無法真正地放鬆的。

　　所以要從頭、脖子、肩膀、胸部、腹部、手腕……由上到下，慢慢地放鬆下來，直到把各部位都鬆懈下來為止。

　　② 要把各種雜念完全從心底排除出去。

　　這是最困難的步驟。你可以下床，然後用好像要把身體丟出去那樣的心情，高高地跳起來，再讓身體重重地落在床上，躺下來，同時大聲地喊說：「喂！滾出去吧！」把剛剛腦子裏模模糊糊地想著的問題，大聲地喊出來。隨著喊叫聲的發出，心情自然會變得像是已經把雜念趕走般地輕鬆。

　　任何人只要大聲喊「喂！滾出去吧！」那麼此時，不管他心中有多少苦惱或妄想，相信都會一掃而空的。

　　③ 最後，要把下列的話，靜靜地在心中反覆著。

　　『我的身體現正飄浮在太空中，一切都已經虛脫，神經也都鬆散了！我的身體已託付給自然了。

　　我的一切都已被拋出去了，我已放鬆了。

　　太空已經懷住我的全身，我像嬰兒地對它撒嬌。

　　我感到胸襟寬大而且舒暢。』

　　把這些話，深深地、靜靜地在內心深處重複著。這麼一來，你的心情就真的可以完全地放鬆下來。

練習2　做腹式的呼吸

闔上眼皮，首先儘可能地把氣深深地吸到腹部，然後把氣慢慢地吐出，這項動作要反覆地做。

每一次呼吸的時間越長越好，習慣以後，大約做五、六次就需要一分鐘。

【注意】

若一直都無法適應，就勉強用意識去控制呼吸。

練習3　開始思考

① 完成前二項之後，開始把所要思索的問題，重新加以思考一次。

把要思考的目標確立以後，接著就要在潛意識裏提醒自己：

(一)不要做任何壞的判斷、

(二)思考要自由奔放、

(三)多想一點構想、

(四)要積極地去改善或組合構想。

② 完成步驟①後，最好放一些個人所喜歡的樂曲，音量控制在若有若無的程度。思考的時間，原則上要和休息的時間一樣，譬如思考15分鐘，那就要休

息15分鐘。

③ 把腦筋裏所想到的東西，筆記下來。有些時候，你可能會感到思路不暢通，這時千萬不要焦急。越緊張焦急，就越想不出東西來。

這時候只要重複做幾次腹部的深呼吸，再重新參考一下資料，或再閱讀一次已經想到的構想，並試著把這些東西再重新改善結合。

【在進入第一個階段以前】

要決定好題目。

要把該問題發生的狀況、背景，以及要解決這個問題的必要性等情況，重新予以考慮。

GO──驅使想像力儘量自由奔放。

STOP──想像停止時，要冷靜地判斷。

第一個階段　開始思考（GO）

目標確立後，就把所想到的構想、意見、話語或圖畫等，全部筆記下來。

第二個階段　做評價（STOP）

要聚精會神地審查筆記下來的東西。凡是覺得可以派上用場的，就在它的旁邊做記號。而那些不是馬上可利用得到的，若讓你感到有趣，或對你有幫助，可以另外再做個識別暗號。

筆記下來的東西，經過組合以後，如果有可以利

用的新東西，也要一併再筆記下來。然後，從以上筆記的內容，粗略地選出五個可用的方案，記錄在另一張紙上。

第三階段　思考

接下來是要開始去思考，這五個方案中，選出二個最好的。

第四階段　GO→STOP

若按照GO→STOP的步驟逐步進行，自然就有辦法整理出最好的方案。

當發現思路阻滯時就要趕快試著重新構想；把前面沒有選到的方案再重新考慮，如此一來，你就會找到另外的構想。

在進行STOP的時候，最初要慢慢地進行，不可以一開始就太激烈。

① 要思考的題目決定後，就要把題目抽象化。例如現在我們要構想一種新式的消除雀斑方法，首先就是要把它的機能抽象化，亦即把「分離」、「分類」、「消除方法」等當做題目去思考。

② 接著，選出五、六種和題目類似的機能，記在紙上。這是萬一思路不通時的備用題目。

③ 抽象化的題目決定後，儘量把所想到的手段和方法記錄下來。

④ 最後從這些記錄下的方法手段中，挑選出能夠運用到問題上去的，然後再把它體化。

※這個地方，我們所談的「思考法」，並非單就問題表面考慮，而是含有從該問題廣泛的概念來思考的意義。

3. 訓練產生新構想的方法

練習1　放鬆全身的「腳部按摩法」

① 把兩腳伸出，再把右腳跨在左腳的大腿上。右手輕輕地抓住右腳尖，用左手像黏附在右腳腳趾，緩慢地在內部繞20次，外部也同樣繞20次。

② 用手把右腳腳拇趾的根部用力地往旁邊捏，然後再往上搓。當你用力夾住腳趾根部時，某個地方一定會痛。那個地方就要多搓揉幾下。依此方法從拇趾到小趾按摩下去。

③ 用左手抓住拇趾，右手抓住其他四趾，然後順著呼吸的節奏把它們拉開或合上。

接著用左手抓住拇趾和食趾，右手抓住其他的腳趾，再同樣地順著呼吸的節奏把它們合上或拉開。然後前三根腳趾和後兩根腳趾，最後前四根腳趾和小

趾，依順序做下去。

　　④ 把手指緊密地插在腳趾間，用力地互相緊固的夾住。然後手指拔出，再用手把腳趾用力地往內側彎曲。

　　⑤ 接著是腳部的指壓。腳部有很多穴道，湧泉穴是會湧出全身活力的穴。按摩這個穴道可增強耐力，增進腦筋思考的靈活力。

　　然谷和湧泉均是連接腎經的穴，都有增強耐力、增進活力的作用。裏內庭可促進胃、肝臟等內臟的功能，並且有強化的效用。

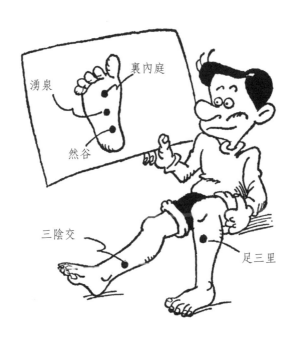

⑥ 指壓距腳踝四根指頭處的骨骼內側（即三陰交穴）。這個穴道有增強精力的功用。

膝蓋骨下端約四根指頭下，硬骨稍偏外側，有腳部足三里穴。用指頭壓時，會感到痛，但對恢復神經或精神上的疲勞非常有效。也有清醒頭腦的功能。

⑦ 用拳頭捶打小腿肚到腳後跟的部位，從外側到內側，大約捶打50～60次左右。

最後，稍微站起來試試看。相信你可以清楚地感到右腳確實輕鬆多了！

同樣地，左腳也可以如法炮製。

⑧ 指壓腳後跟正上方的「阿基里斯腱」（Achilles tendon），順著腿肚往上按摩，直到大腿內側的筋路為止。尤其是大腿內側的筋路要特別加以按摩。

練習2　放鬆頭部的方法

① 在大約眼睛高度的地方，掛一幅畫，然後坐在前面。閉上眼睛，安靜地做深呼吸，二、三分鐘之內，情緒自會安定下來。這時候頭要直立不動。

② 睜開眼睛看著畫。首先要瀏覽整幅畫，接著再各個部分地看。例如色彩、背景，如果有樹木，那就看樹的形狀，如果是人，就看那人的眼睛、鼻子等

等。這些都約略地觀察完之後，再把整幅畫看一次。這時候，你的眼睛很自然地會盯視著畫而忽略其他的事物。也就是說，在這房間裏只有你和畫的存在。

③ 你開始專心找尋這幅畫中的缺點和錯誤的地方。

④ 這樣一段時間以後，會產生疲勞的感覺。這時候，你就很自然地把兩眼半合，然後平靜地做呼吸的動作。

⑤ 接著，把注意力移到聽覺上去。大家都知道，在音樂治療法中，以描寫「水」為主題的音樂，有消除緊張，讓人舒坦的效果。

不只是音樂如此，把自然的流水聲錄音下來聽，也會有同樣的效果。

⑥ 讓流放出的音樂都能融入身心各處。

融入的狀態是要去想像樂曲的含意，而在腦海中把樂曲的旋律和心中所描繪的景象相配合，然後把自己當做是畫中的人物……。

練習3　完全消除緊張的自我暗示法

① 把情緒安定下來，好像進入徹悟的境界一般。慢慢地，從1到20，每數一個數字，就把身體上的力量放鬆一點，直到完全放鬆自己。

1…2…3…，靜靜地，緩慢地數下去。

如果有某部位仍無法放鬆，就用意識來命令它鬆懈，譬如「手啊！放鬆吧！」如此在潛意裏呼喊，該部位就會很自然地放鬆下來。

② 如果全身各部位都能鬆懈下來，接著就要放鬆臉部的肌肉。

事實上，唯有情緒真正感到舒坦、穩靜，心中才能衍生出接納萬物的包容與寬容的力量。

③ 現在再數到10。心情要逐漸慢慢地放鬆，數到10時，心情鬆懈的程度就要達到極致。

接著，從10往回算，算到0，如此就能完完全全放鬆了。

④ 10…9…8…地數到0為止，並把這種帶有催眠的聲音錄下，反覆的播放。等到心情完全平靜下來時再睜開眼睛。

練習4　讓所有肌肉放鬆的方法

① 靜靜地閉上眼睛。平靜、緩慢地做五次深呼吸，然後回復到正常的呼吸狀態。

② 接著，將身上各部位的肌肉繃緊。從額頭開始，眼睛、下巴、鼻、頸、肩膀、胸部、手腕、腹部、背部、腳、指尖等，都用力讓它變成堅硬的狀

態。

③讓全身繃緊的狀態，持續10～20秒左右。充分體會全身繃緊的感覺。

然後試著把它放鬆下來。「啊！鬆懈下來吧！」連內心都要放鬆。再好好地體會一下全身都放鬆的滋味。

④現在，再按照①的要領做5次深呼吸。平靜而緩慢地吐納。

然後要幻想你情緒上感到最沉著、最舒服的現象，譬如可以想像在春天溫暖的陽光下，你正躺在柔嫩的草皮上等等。

你的幻想最好要持續1～2分鐘（以上每項都要各做二次）。

⑤現在要讓全身各部位最主要的肌肉繃緊，並把那種狀態持續10～20秒。然後試著放鬆。

首先，要從臉部的肌肉開始。以像是在凝視天花板般的心情，把額頭的皺紋凝聚起來。讓它們緊緊地擠靠在一起，大約10～20秒。

⑥額頭的肌肉放鬆以後，再緊緊地閉上眼睛，把皺紋向鼻子的方向擠靠過來。10～20秒後才放鬆。

⑦接著是頭部。同樣地頭部的肌肉繃緊，10～20秒後再放鬆。然後是手腕，兩手分開做或同時一齊

做都可以。方法是要緊緊地把拳頭握起來10～20秒。

　　然後兩手保持握拳的狀態，手臂往上彎曲成弓，10～20秒後再放鬆。這樣手腕、臂就可完全放鬆。

　　⑧ 讓背部的肌肉繃緊。把身體做成往後彎曲的姿勢，背部的肌肉自然就會繃緊。這樣持續10～20秒以後再放鬆。

　　接著是胸部。儘量地吸氣，讓胸部脹到極點，並把胸膛往前挺出，10～20秒後再放鬆。

　　⑨ 讓腹部繃緊。把腹部儘量地往前挺出，10～20秒後再放鬆。

　　最後是腳的肌肉。把腳尖立起來，然後整個腳板都要用力。這樣持續10～20秒後再放鬆下來。

　　⑩ 這樣反覆地讓全身繃緊，然後放鬆，最後把全身的力量全部鬆懈掉。接著再做一次幻想，把最能使你舒坦的情景用思想把它描繪出來，並將它確實地集聚在心中1～2分鐘。

練習5　印象呼吸及數息呼吸法

▲ 印象呼吸法

　　① 放鬆兩腿……把注意力集中在兩腿上，幻想兩腿的力量已順著吸氣的節奏，逐漸被吸入肚裏。再想像這些被吸進去的力量，又順著呼氣的節奏，從鼻子

吐出體外。

　　吸氣時肚子會脹起來，呼氣時肚子就消下去，再配合想像，一定可以抓住那種體內力量已完全放鬆的感覺。

　　以下各項的要領都相同。

　　② 腰部的放鬆。

　　③ 腹部的放鬆。

　　④ 胸部的放鬆。

　　⑤ 兩肩的放鬆。

　　⑥ 頭部的放鬆。

　　接著，從①～⑥依照順序，重複5次。

▲ 數息呼吸法

　　所謂「數息」，是把呼吸的次數按1、2……地算出的意思。

　　〈吸氣〉從吸收大氣開始。計算呼吸時，要儘量把尾音拉長。聲音出來時，要把力量集中在丹田，而由鼻孔，平靜、深深地把大氣吸入體內。

　　〈呼氣〉同樣地，儘量把數數聲拉長，並同時把氣靜靜地、慢慢地從鼻孔吐出。一次呼氣或吸氣，最好維持在5、6秒以上。

　　呼氣比吸氣更需要注重平靜，更需要拉長時間。吐氣時，要有從下腹部的底部開始，把整個體內的氣

全部吐盡的打算，要慢慢地、徹底地做。

呼氣或吸氣一次所需的時間，各約10秒以上。對初習者而言，頗為困難。不過習慣之後，1分鐘就可以只做4次甚至是1次。但平常1分鐘，至少要做3次。

按照這個方法，初習者只要做10個「呼氣、吸氣」即可。等到習慣了再做到15個、20個，有的甚至可做到50個「數息」。

以上，不管使用那一種呼吸法，如果要睜開眼睛，就在意識裏對自己大喊「1、2、3」後再睜開眼睛。然後，伸開手足，反覆做14～15次手足屈伸運動。

練習6　捨棄常識的幻想法

第一階段　讓印象浮現出來

① 從0算到5以後，下意識裏要求自己一定幻想出如下的幻象。

譬如，孩子們正天真無邪地在盛開著美麗花朵的草原上追逐遊戲……等，讓你能感到快樂高興的情景。

② 再把這些浮現的情景，集中在內心裏。

③ 要好好地陶醉享受這些幻象所給你的快樂。如此，你就不會再感到有任何拘束，而達到真正的自由

了。

④ 把握住這種狀態1～2分鐘。

第二階段　把心思集中在幻想的畫面上

① 數到5，讓自己幻想出一個空白的畫面。

② 把心思集中到那個畫面上去。

③ 然後利用幻想力去計畫或設計，以填充這個空白的畫面。

④ 再把心思集中到開始顯映出來的想像事物上。

如果所顯映出的，正是你所要企畫的東西，那就再好不過了。然後把注意力全集中起來，並保持這種狀態10～15分鐘。

如此一來，想必有一些你從未有過的幻想，也會泉湧而出。如果，沒有什麼好構想，就從頭再多試幾次。相信你的幻想力終究會衝破一般常識的窠臼，陸續湧現出新奇的效果來。

讓思路更敏捷的秘訣

1. 習得秘訣前的練習

——讓想像力飛昇，並解除精神壓力方法

在要習得秘訣以前，希望讀者先學會以下介紹的方法。

這種方法，不但能訓練想像力，更能消解精神上的壓力，提高調和自律神經系統的機能，帶給人身心健康。尤其是能使心情輕鬆愉快並充滿蓬勃的朝氣。

這就是，臨濟宗著名白隱禪師的「軟酥法」。

第一個步驟

正坐，腹部呼吸

首先要正坐（標準的是要坐禪，平常的盤腿坐也可以。坐的時候，若墊個被比較不會疲倦。腰要挺直，全身力量要放鬆。）然後，把眼睛閉起來。

用腹部呼吸的方法，同時，心情要沉著安靜。每次呼氣時，就「1…2…」地計算呼吸的次數。如此一

來，心中的雜念自然消除，精神就會集中。

這個呼吸法又叫「數息觀」，它是要正確地從1算到100個呼吸數，中間若算錯，就要從一開始重新算起，這個方法無論對什麼人都很有效。

第二個步驟

想像如下的事情

首先要想像的畫面是：「現在一個擁有睿智的仙人，正恭恭敬敬地要從全知全能的神處接受神藥。」

接著再想像：「仙人絞盡智慧，把那神藥和仙藥合煉，終於煉成一色澤鮮艷、香氣四溢、大如鵝卵的丹丸。」

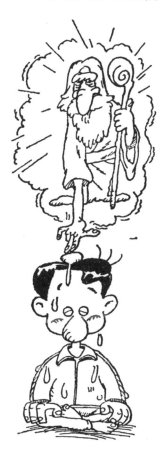

第三個步驟

想像那秘藥已置於頭上

「秘藥放在頭上，1、2分鐘後，體溫逐漸把它溶化。那香氣真的無以倫比、藥丸開始鬆散下來了……」如此這般地，然後繼續想下去：

「秘藥開始擴散泌入到大腦裏面各處⋯⋯。滋潤到太陽穴，流向兩肩膀⋯⋯兩手臂⋯⋯肺部⋯⋯心臟⋯⋯胃⋯⋯肝臟⋯⋯然後流過各內臟器官。⋯⋯再到肛門。那香氣也從頭到腳流遍全身。」

第四個步驟
和前面一樣，但要適時加入如下的想像

「香氣遍佈到全身時，宇宙的精氣、生命的原素也都一併泌入體內，身上的硬塊開始溶解開來，腦子裏的瘀結，胸中的鬱悶、苦惱也開始溶化流失而逝。」意識中如此地幻想，自然而然地，也會有身心上的那些鬱悶糾結等，真的都開始流失而逝的感覺。

第五個步驟
再進一步做如下的想像

「自己現正靜坐在一個水深及肚臍的澡盆裏。而那流遍全身而來的秘藥成份及香氣，正從指尖，從肛門往盆中流出，⋯⋯不僅把澡盆裝滿了，且又溢出來。」

2. 開發想像力的第一步驟──列舉法

首先把自己認為有必要的東西，全部列舉出來。接著把列舉出的項目分別組合，譬如：第1項和第2項，第1項和第3項，或第2項和第3項⋯⋯等。然後檢

討這些組合是否會產生出絕
妙的構想。

　　第一階段，是把家庭裏
一般最常見的物品列舉成一
個單子。

　　例如：①桌子②椅子③
瓦斯爐④冰箱⑤電子鍋⑥餐
具架⑦煮飯器……

　　第二階段是以①桌子和
②椅子的關係為出發點，來
構想新製品。例如，可以構
想做一組成套式的桌椅；或
者想出許多把桌子和椅子結
合成一件式的情形。像這
樣，在構想新品款式的時
候，最好也順手把構想出的
東西畫成草圖。

　　有關①桌子和②椅子的
新構想產生以後，接著就把

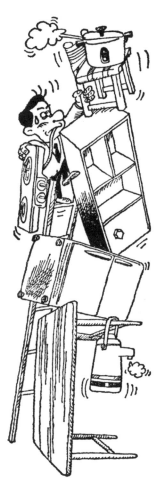

①桌子和③瓦斯爐併成另一組，再開始構想。在這個
情況下，或許我們可以把桌上裝一個瓦斯爐的想法激
發出來吧。

接著把①桌子和④冰箱組合在一起，然後①和⑤，①和⑥，①和⑦，一路構想過來。把有關①桌子和各項器具都思考過以後，就考慮②椅子和各器具的組合。

像這樣，一個接一個按照順序想過來。要判斷這些構想是否中用，這是以後的事情。在構想的階段裏，最要緊的是儘量多想一些東西出來。

這個方法有一個缺點，如果要對特定的東西加以研究，將很難下一個固定的研究主題。要修正這個缺點，就必須使用下面的「焦點法」。

3. 最適合讓聯想大幅度發展的——焦點法

前面說過，列舉法在構思創造新事物時，因所考慮的項目太過紛雜，沒有一個固定的焦點，而且所依據的只是物與物的組合而已，因此在思考上，很難發揮出應有的聯想力。

如果想要創造一個跟原物完全不同風貌的東西，最有效的方法是使用現在所介紹的「焦點法」。

焦點法和列舉法所不同的是，在剛開始思考的時候，就要決定所要設計創作的東西（即目標），而以這個為基礎再來思考。

也就是說，把思考的焦點定在一個已經決定好的目標上。

目標——新款式的椅子

亦即以「椅子」做為思考的基礎。接著隨便拿出一個會變化的東西。

這裏，我們姑且挑選「肥皂泡沫」來試試看。把椅子和肥皂泡沫組合在一起，然後開始構想椅子的新款式，這就是焦點。

第一階段的思考方向
椅子和肥皂泡沫

輕的椅子，薄的椅子，空氣製的椅子，球形的椅子，可操作的椅子……像這個樣子地思考，甚至以肥皂泡沫所具有的作用，例如「會飛」，就可以想到做一張「飄浮的椅子」。

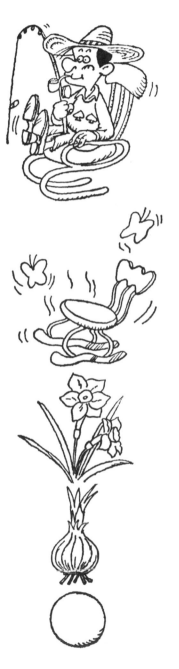

第二階段的思考方向　椅子和球形、椅子和變形

球→球根→花→以花為模型的設計→花香→香水椅子→把椅子的腳設計成如花的葉或莖那樣→……。

形狀→要適合人體構造→性感的女人→電影明星→有明星簽名的椅子→……

焦點法的特徵是顯示在第二個階段的部分。第一階段的思考方式，和列舉法沒有多大的差別。但在第二個階段時，聯想力就可以自由發揮了。讓自由聯想出的東西和椅子連接起來看看。

像這樣，第二階段所思考出的東西，就跟第一階段的東西完全不同。

這就是此種方法有趣的地方。焦點法的好處是，開始時一些意想不到的意見，到後來都會很自然地產生出來。

因此，為了要產生好的構想，要儘量讓聯想力更自由地、更廣泛地發展開。但是，即使讓聯想自由發展，有時候卻也不見得能聯想到很多東西。

所以，在採用這個方法時，先要提供一些可作為聯想的線索，再強制意識根據這些線索去做聯想。

4.與全然無關之物結合後的探討
　　——對連關法

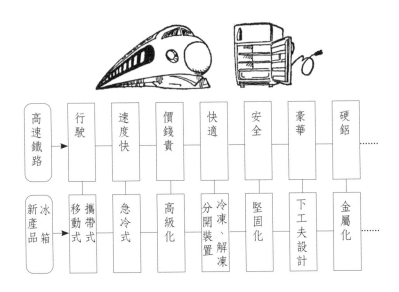

一對連關法是一種突破一般人聯想的壁壘，以強制性的方式創造出聯想的變化為目的的思考技術。

在要開發或改良製品的情況時，和焦點法一樣，要先決定一個任意要素（東西）。接著考慮這個東西所具有的特性、機能等，再根據這些資料，擬出一張範圍廣泛的單子。最後把這單子上的各項目的和目的物結合起來，然後再去考慮它們中間的關聯，並加以活用。

上頁圖，就是表示「一對連關法」作法的例子。為在某方面改良電冰箱這個製品，而隨便舉出一個與電冰箱完全無關東西——高速鐵路——。

一對連關法，在很多生意場上，早已被實際應用。做為平常訓練思考能力的練習上，它同樣也具有很大的功效的。

5. 突破思路阻塞的——檢查表法

通常，如果我們長時間集中思考力去想某一件事時，到某一個程度，思想就會停滯而無法突破，也就是一般人說的：思考進入既無入口也無出口的「布袋小路」。

許多人一碰到這種情形，經常都會「唉！算了吧！不想了」，再也不打算繼續嘗試下去。結果前功盡棄是名符其實的「浪費」，這的確是一件很可惜的事。

事實上，在這種時候，還是有打開思路的秘訣。那就是「檢查表法」（CL法）。

「檢查表法」原是在我們思考或評論某個問題時，為避免思考上的遺落，而事先把應該查對的要點整理成一覽表。

　　這其中又以「５Ｗ１Ｈ」（何時Ｗｈｅｎ，何地Ｗｈｅｒｅ，何人Ｗｈｏ，何事Ｗｈａｔ，為何Ｗｈｙ，如何Ｈｏｗ）最常用。

　　這個方法，並不僅適用在思考上而已，像做報告或書寫新聞事件時，也可以使用。

　　檢查表法是屬於分析性的方法，當思路阻塞不通時，可以利用它來做為提供開通思路的提示；或者利用它來檢驗思考是否周密。

　　檢查表法的優點有①可以避免遺落掉重要的事項。②可以增大聯想的作用。③可以使作業更具效率……等。

　　要使用「檢查表法」時，態度要慎重。必須要注意的是，在思考作用剛開始的階段，是不可以使用檢查表法的。

　　因為若想一開始，就把要項列一張表來思考，想像力很可能會被這些項目束縛住，而沒有辦法自由地發揮。

　　思考時，一定要把想像力發揮到極致。直到再也想不出什麼名堂時，再利用如下的檢查表法。

　　①有沒有其他的方法？

　　把現有的東西稍為變化一下，再想想有沒有其他的用途。

②有沒辦法借用別人的構想？

別處有沒有類似的東西？別處有沒有可供參考的構想？過去有沒有類似的東西？以及是否有可以模仿的東西？

③是否可以變換形式看看？

是不是可以考慮把意境、色彩、作用、音質、氣味、外貌、形體等改變看看。

④是否把它放大看看？

添加某些東西、增長製作的時間、增加次數、或者是加長、加重、使它更堅固、提高它的價值、把它並列、或重疊看看……等等。

⑤是否把它縮小？

拿掉某些部份、或把它壓縮、打薄、做成迷你型狀、把高度降低、把長度縮短、把重量減輕、把外形改成流線型、把它切割開來看看……等等。

⑥改換原料看看？

用別的原料要素做成另一種型態、更換部份零件、改變製作的方法、改用別種動力、變化製造過程……等等。

⑦替換看看？

更換製造的原料、改變外形、變更設計、改換製造的順序、把原因結果對換、改變速……等等。

⑧把它顛倒過來看看？

把陰陽兩面對換、把左右兩邊對掉、把裏外、上下對換……等等。

⑨組合看看？

合金、或重新組合裝配……等等。

很明顯地，以上所列這份檢查表，最主要的出發點建立在一個「假如」的假設精神上。由這個假設精神的引導，把我們的思考力從常識性的固定觀念中解放出來，並使它朝非常識性的領域中去假定、想像。

我們的思考，很容易在不知不覺中「凝固」，也就是在考慮一項事物的時候，很容易只往安全、固定的方面考慮，而不會想要突破，改正這種缺失最好的方法是使用上述的「檢查表法」。

總之，對事物常存懷疑的心態，常用假設的精神去思考，相信就不會再有思路阻塞的現象了。

6. 改良事物最具效果的——SAAM法

這個方法是把一個物體，最主要的屬性（特質）列舉出來，再想辦法把各個項目加以變化，並將其加以重新組合，然後再找出其中可以實行而且也有效果的項目。這也就是一般所說的「屬性列舉法」。

　　這個方法尤其對於要改良或改善物品方面，更有莫大的功效。首先，要注意觀察那些欲加以改良的製品，把它們的屬性和特徵一一列舉出來。再根據這些屬性或特徵加以思考，並逐項加以修正或變更，而開發出改良品。

　　例如，以「螺絲起子」為例。

　　一般的螺絲起子的特點有：①手柄是釘有鉚釘的木柄，②其本體是圓形、棒狀的鐵器，③本體的前端是呈平刀口形狀的，④轉螺絲時是要用手動式的。

　　那麼這些屬性，是否有改良的可能性呢？

　　①塗上夜光漆，使人在暗處也能夠找到它。在握柄上刻幾條溝紋，使人更容易握住。握把也可以用塑膠代替。裝上一個環，以便能吊掛起來。加上個夾子，以便能插入袋子。

　　②視用途的需要考慮改變起子口。例如讓它帶有磁性，把圓體改成角型，好跟螺絲扳子配合使用。

　　③裝上動力，讓它可以不使用人力就可以扭轉。

　　除此之外，應該還有各種改良方案。

　　在這種列舉法中，最重要的是要能舉出很多的構想，跟前面幾種方法的要領一樣。

　　因此，要有效地使用屬性列舉法，首先必須把該物品所具有的屬性完全發掘，並加以理解。而要理解

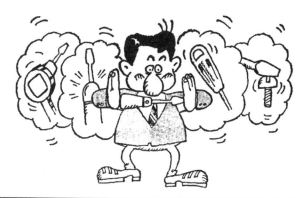

屬性(現狀) 檢查項目	附有鉚釘的 木柄	本體的 圓柱鐵棒	本體前端是 平口型	轉螺絲 要用手動式
①有沒有其他用途				
②是否可以借用、 　參考其它的構想				
③假如把它改變 　會怎麼樣				
④把它縮小 　會怎麼樣				
⑤把它放大 　會怎麼樣				
⑥用別的東西來 　替代可以嗎？				
⑦加入某些東西 　會怎麼樣				
⑧把它倒過來 　會怎麼樣				
⑨把它組合起來 　會怎麼樣				

事物的屬性，我們可以從三方面著手：

①它是用什麼材料做成的呢？

②是用什麼方法製造的呢？

③要怎麼樣才能使用它，或者是用什麼方法才能讓它發揮功用呢？

至於「太重」、「太貴」、「不方便」等等，這些都不能算是事物本身的屬性。

所以，由此我們可以很清楚地了解，「屬性」是指事物在物理上的特徵，如製造的原材料、製造的方法及使用的方法等。

如果將列舉法和檢查表法互相配合使用，那就會更具功效。這種方法，也叫做「屬性改良配列法」，簡稱做「SAAM法」。

7. 從構想中找尋解決方法的——BS法

一個人在思考事情的時候，通常都很容易陷入一個固定的範圍而無法突破。

現在，介紹一種利用集體力量的團體益智構想法，亦即「BS法」。

這種方法簡單地說，是集合數人按照一定的規則，使用同樣的方法，然後互相提出對某一問題的意

見或構想。也就是一種會議法。

　　首先在這個會議上，主持人要把討論的題目具體地說明清楚，並同時要對與會人員做如下的要求：

　　①不可對任何人所提的構想做好、壞的評斷；②思考方向要自由奔放；③構想越多越好；④可以提出改善或結合他人構想的意見。

　　①的要求，並不只是不可以批評別人的意見，對自己所提出的構想，也不可以批判。因為一有批判的行為發生，就可能引起思路阻塞或混亂的情形。.

　　②的要求是重量不重質。它的目的是要多方地收集各式各樣的解決方案。

　　③是希望能摒除一些普通的、平凡的意見或構想。這也就是即使所提的根本就是無稽之談的構想，也會被接受的理由。

　　通常一個好的構想，大多來自乍看之下不大起眼的意見的。也就是這些新奇、意外、獨創的意見，通常都具有刺激或提高大腦思考作用的效果，所以不但不可以放棄，而且還要加以收集起來。

　　④是意味著可以把前面已經被提出的構想，加以結合，變化成新的構想，它具有積極性的意義。

　　BS法的目的，不外乎也是在尋求一個優越的構想。它所重視的是連想的作用，它的進行是根據上述

四個規則來加以限制，所以又顯示出它與一般會議不同之處。

還有在實行BS法時，時間最好不要太久（20～30分鐘最適當）。因為思考太久，思考力就會發生疲乏的現象，而難以產生新奇的構想。

題目的提示越具體越好。且題目不要太大，因為題目太大，大家思考的「面」就會太雜，不容易掌握，BS法中的「聯想作用」就無法有效地發揮。甚而導致內部分裂，而得不到具體的成果。

如果，碰上的題目實在太大，首先必須把它們細分成小題目，然後應用BS法來個別解決。最後，再把它們綜合起來，並利用它們來解決大問題。

若在施行BS法的前幾天，就把題目告訴被召集來開會的各成員，好讓他們事前有準備，BS法的效果將更好。

但是，有時也會因各成員有時間去考慮，所以對所想出的構想，可能會事先加以主觀的評判或選擇。因此，反而影響了客觀性。不過，事先把題目告知成員的方法，其效果仍是比較好的。

此外，為防止成員們的思路中斷，所以要事先準備幾個可以激發靈感的意見。

這些事前的準備工作都做好以後，接著就進入實

施BS法的階段了。團體成員的人數可依照題目的需要去召集，多寡並無限制。依照一般的經驗，通常在5位到10位之間，就有希望得到多數中等以上的好構想。

但是，這種BS法所產生出來的構想，大部分都只是一個提示，絕少是可用來直接解決問題的。因此BS法後，還要花費一段時間把所得的構想變得更具體，或讓它有繼續延伸發展下去的必要。

因為BS法的規則很容易明瞭，所以像廣告業界那種需要大量構想、創意的行業，就經常使用。

8. 用抽象的題目來刺激思考的──戈登法

美國的心理學家威廉・戈登，發明一種被稱為「戈登法」的刺激思考的方法。那就是把問題做最廣義的定義，然後再依據定義去構思。

戈登法的進行方式，大抵和BS法相同，但在提出問題的方法上，則大有不同。

它不像BS法那樣地提出具體的題目，僅提出把問題本身抽象化之後的廣義的概念（例如，要開發製品時，所提出的是該製品的某些機能），然後再舉出有關這問題，我們所知道的一切事物（例如要研究「汽

車停車場的新方法」時，可能是提出有關『貯藏』或
『保管』的問題）。

　　最後，再從大家的發言中，挑選出可以利用來解
決本問題的意見。

　　即如上例的「停車場的新方法」這個問題，要到
最後，主持人才可以告訴其他成員。到那時候，大家
再重新改正思考的方向，針對「停車場的新方法」來
討論。

　　由於「戈登法」所耗費的時間比BS法要長，主持
人為使成員不致於中途就感到厭倦，還要利用機會多
收集一些構想，所以事先要多準備一些足以誘導的技
巧或方法。

9. 利用感覺和卡片的──KJ法

對事物具有好奇心地收集資料

　　KJ法是日本筑波大學的川喜田二郎教授所發明。

　　川喜田教授利用他到各地做文化人類學的研究調
查時，綜合其整理各種資料的過程而發現的。

　　首先，在調查的階段時，對每一種新的事物都抱
持著「也研究看看的心態」，甚至與主題沒有直接關
係的資料也都一併收集。

　　在這個階段所講求的應該是感覺重於知性，對於那些覺得有趣或奇怪的事物，並不馬上去探究其原因，只是把它筆記下來。

　　像這樣地，用一張卡片記錄一則資料，把資料卡片化。這種KJ法並不需要高度的知識或理性，最重要的是感覺的問題，任誰都可以做。

　　①白色的名片及同大小的筆記用紙100～300張；

　　②鉛筆、簽字筆（紅、藍、黑等）；

　　③圖解用的半開大白紙（考慮要複寫）；

　　④足以攤開稿紙或排列卡片的空間（床或大桌子）。

　　並且要遵守四個原則（①不可以批評或嘲笑別人的意見。②可以利用別人所提的意見創造新的意見。③即使是事實上沒有辦法實現，或會帶給他人困擾的意見，也可以提出。④意見越多越好。），然後想做什麼都可以。

第一個步驟　卡片的製作

　　討論的題目決定後，就可以開始。題目的決定可以利用BS法。接著採用BS的實施方法，再把大家所提出的意見，或錄音，逐一用相當於名片大小的卡片記錄下來。

　　這時候，最重要的是要把一則意見整理在一張卡

片上。不管再長的發言，也只能整理在一張卡片上，若一次的發言中，卻包含有三個不同的主題或內容，則要不厭其煩地分開筆記成3張卡片。

筆記的方法，儘可能的是依卡片的內容，在卡片的上端做一行一見就可了解大意的「標題」。

第二個步驟　挑卡片

當卡片收集到200～300張時，就把它們全部排列，然後閱讀挑選。等到讀了20～30張以後，自然就會出現某些讓你覺得「這張卡片的內容好像跟那張卡片的內容有關係！」的卡片。若是這樣，就把那張卡片挑出來放在一邊。

這樣持續下去。要注意的是當一個地方有3～4張卡片時，這些卡片的資料顯然已快要構成一個系統。一個系統最好是能收集到五、六張卡片，若超過這個數目，就把那些資料重新閱讀，並再加以細分成較小的系統。

KJ法並不等於分類法。因為只做這樣的分類，不會有什麼新的發現。

如果有不屬於任何一個系統的單一型卡片，也不可以隨意把它亂塞到任何一系統。在構成系統的階段，只要求虛心地把相同性質的資料收集在一起。至於能否發現有共通的特點，那是以後的事。

在這裏所要強調的重點，與其說是閱讀卡片，倒不如說是用感覺去選擇卡片。

第三個步驟　製作名牌

到5～6張卡片構成一個系統時，為了要很容易就可以找出這個系統，要再仔細地把那些資料重讀一次，再製作可以表示其內容的名牌。這是往後要產生新構想的一個很重要的步驟。

名牌的最上面，則用橡皮圈或其他夾子夾住。

小系統的部分都整理好後，再利用第二步驟的方法去閱讀各名牌的意思，然後做出一個大系統的歸類，再個別用不同顏色來標示。這種大系統中所收集的小系統，最好不超出10個。

第四個步驟　把歸類後的系統圖解

系統歸類完成後，把這些系統的卡片逐一分散開成一區一區地。再用線條把每一種系統用線條圈畫出來，然後用另外一張大紙來表示其相關的圖形。

在圖解中，為使人一目了然，所以對卡片或各系統間的關係，只須用符號來表示就可以了。

例如，有關係的用（──）來表示，有因果、順序、重要程度順序的（→），相互成為因果的（←→），有些微關連的（……），對立、矛盾（＞─＜），相同的（＝），不同的（╫）。

記號的使用並無特別的原則規定。可以根據各人的創意去做。

第五個步驟　構想與整理

最後，順著各張卡片間的記號，再去審閱各卡片，多讀幾張以後，自然你就會感到「這個問題，可以這樣想，也可以那樣想……」，因而新的構想也會再逐漸被啟發出來。接著，就把那些新的構想，記錄在另外的卡片上。

以上是KJ法的大概，至於其真髓則有待各人親身去體會。

10. 利用外物啟發思考的一類比思考法

看到某一件事物就能得到啟發思考的暗示，這就是類比思考法。

這種思考的方法和意識無多大的關係，反倒與我們日常生活中的各項事物有著極深刻的因緣。過去的事實證明，不少的創作、發明都是從日常的遊戲中被啟發出來的。這種足以啟發我們思考靈感的東西，從自然界的動植物到各種社會現象，乃至人們的談天、幻想或故事、傳說等，在在都是，範圍極其廣泛。

提倡利用此法來積極開發構想或直接解決問題

的，是發明「戈登法」的美國心理學家威廉・戈登。

　　戈登用來做為思考訓練的方法是①異質馴化（把看不慣的事物當成早已習慣熟悉的事物），②馴質異化（把已經習慣的事物看成完全不熟悉的陌生事物）。

　　所謂「異質馴化」，是碰到一個完全陌生的事物或問題時，要用所具有的全部知識或經驗來分析、比較，並根據這個結果，做出容易處理或很老練的態勢。然後再去思考要用什麼方法，才有辦法達到這個目的。

　　例如，一個「搗耳朵的遊戲」，經由法國醫生拉耶奈克的構思，竟發明出「聽診器」。小孩子用石頭「喀！喀……」地敲擊蹺蹺板的一邊，而另一個小孩子在另外一邊把耳朵貼在蹺蹺板的另一端，就可以很清楚地聽見石頭敲擊的次數和聲音。「聽診器」的發明，就是受到這種木的紋理可以傳音的靈感所激發出來的。

　　所謂「馴質異化」，是要求用另一種觀點來觀察一個已經熟知的事物。以脫離那些陳舊固定的看法，而另創新的意見。

　　據說登祿普輪胎的創始人約翰・登祿普，就是因為看了足球比賽後才得到啟示，而想出將輪胎裏面充

氣的構想。像這樣從一個我們平時經常看到的事物，而得到啟發，終於創造新構想的事例，就是「馴質異化」的最佳舉證。

戈登為了要加強發揮思考力的潛能，更用意識去活用馴質異化的思考方法。並舉出三個具體性、實踐性的方針①人格性的類比，②直接性的類比，③象徵性的類比。

①人格性的類比

這是一種感情移入式的思考法。先假設自己變成該事物以後，會有什麼感受，又會如何去行動。這也可以說是一種「隱喻」的方法。

一般是很不容易做到的。例如我們以要改善機械的情況為例。通常我們不但無法把自己想成機械，而且更不可能用人的思想去感受機械的情況。在不刻意要求的時候，我們的想法裏，乃會存有「機械本來就是機械」的主觀意念。

所以，要讓感情能夠真正地移入機械，該怎麼辦呢？首先無可置言地，一定要把「機械的存在只是依照一定的程序反覆地作業，一點感覺也沒有」的觀念拋開。

而把機械比照是人的肌膚去想像「如果像這種運動方式，表面一定很痛」、「如果加一點潤滑油，就

能動得更順暢，做得更省力有效」……等。像這樣，自然可以發現許多問題，或想出更嶄新的創作出來。

②**直接性的類比**

是以做為類比的事物為範本，並從這範本上找尋解決問題的靈感或暗示。類比的事物可以從自然界或社會現象中去找尋。

例如，現在想改良超音速飛機的機體，要怎麼辦呢？首先，須認清做為機體材料的東西，一定是要既輕而又堅固。所以，一般的材料是不可以的。因此，就有必要去開發一種新的材料。這時候，我們就可以從自然界中尋找，有沒有可以用來當做類比的東西。

種種考慮以後，你可能會想到蜜蜂的蜂巢。這時候，你的思考就可從「蜜蜂的巢為什麼會那樣地輕而又堅硬？」的問題開始展開，然後再去想：「是不是把蜜蜂的蜂巢加以改良，所得到的結果，也能夠利用做為解決所遇到的問題。」

「蜂巢的外表是由許多六角形集合而成的，質地很堅硬，但重量卻是讓人意想不到的輕。」根據這一點或許你會想到：「那麼把蜂巢切一薄片下來，放在兩塊木板的中間，然後用力壓擠，結果又會變成怎麼樣？」這樣地思考步驟，就會逐漸朝解決問題的方向發展下去。

最後，考慮實用上的問題。這個階段就是用鋁合金去試做看看。

事實上，超音速飛機的機體，正是依照上述的思考方法而開發出來的。

③象徵性的類比

這個方法是說對於一個問題，其思考的方向都是先把問題幻想成物質性的，即非人格化的，然後藉此激發腦力的思考。

類比時做為幻想根據的，可從童話、故事、俚語、諺語及幻想小說中探尋。

而思考的方針要從「問題在童話故事、俚語諺語或故事的世界中，會變成如何呢？」的疑問開始去幻想尋求答案。例如，從童話中那個身裹虎皮背負大鼓、手持鐵槌的雷公的神態，而幻想到足以增強電力的變壓器。

虎皮的花紋是黃色雜有黑色的條紋，有人因此而聯想到：「把電線比照成黑色條紋那樣，間隔般地放好，那麼對於強如閃電般的瞬間電流，豈不是也會產生很大的阻力嗎？」

由於激發這個靈感，再經過不間斷的研究改進，終於創造發明了變電器。

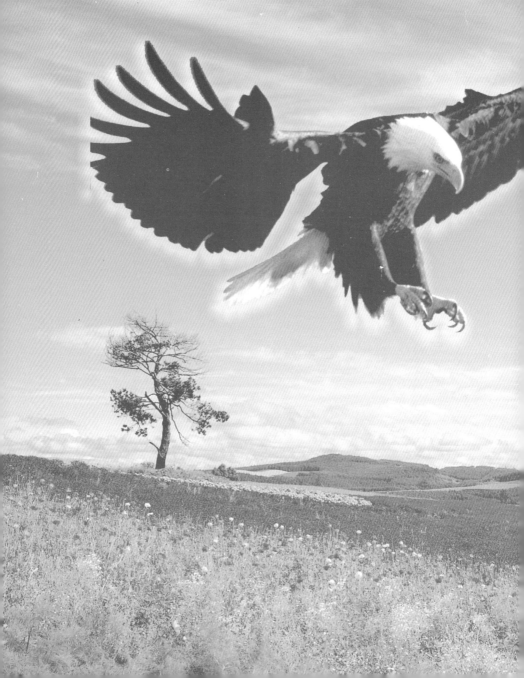

大展好書　好書大展
品嘗好書　冠群可期

大展好書　好書大展

品嘗好書　冠群可期